Desorientierungs-Prophylaxe

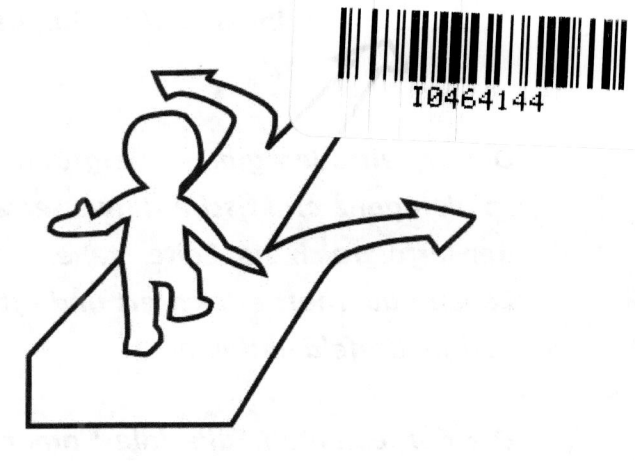

I0464144

Wohin,

wenn ich nicht einmal das Ziel kenne,

geschweige denn den Weg?

Gewidmet: meiner Mutter

Text und Design: Jo Vari

© 2017 by Jo Vari

Viele Menschen stehen vor dem großen Problem, dass sie, z.B. durch eine Demenz, ihre Orientierung teilweise oder total verloren haben. Pflegepersonal oder Angehörige versuchen, ihnen in ihrer Hilflosigkeit (wieder) Orientierung zu geben.

Dieser Leitfaden gibt vordergründig anhand von Fallbeispielen ganz praktische Hinweise, wie man den Betroffenen erfolgreich zur Seite stehen kann, ihnen damit das Leben dauerhaft erleichtert und oft auch gleichzeitig das soziale Umfeld entlastet.

Die dargestellten Fälle (die Namen der handelnden Personen sind frei erfunden) stammen zum Teil aus selbst erlebten Erfahrungen des Autors, teils orientieren sie sich an einzelnen realistischen Episoden, die ihm berichtet wurden. Sie sollen einen kleinen Eindruck vermitteln von der unerschöpflichen Vielfältigkeit der Möglichkeiten einer Desorientierungsprophylaxe.

Natürlich fehlt auch nicht eine kleine theoretische Einführung (Definition von Desorientierung, Prophylaxe, Therapie, Systematik der Desorientierungsbereiche, Ursachen, Symptomatik, etc.)

Wenn Sie sich nach der Lektüre, vielleicht durch bewusste Anwendung der BIG-Methode, einen Hauch besser in einen Betroffenen hineinversetzen können, ist schon ein kleines Ziel erreicht...

Inhaltsverzeichnis

Sind wir nicht alle desorientiert?

Im pflegerisch-medizinischen Umfeld versteht man unter **Orientierung** die **Fähigkeit, sich bezüglich der Zeit, des Ortes, der personellen Gegebenheiten und des sozialen Umfeldes (zur Situation) zurechtzufinden und adäquat zu verhalten.** Kurz gesagt: **Ich weiß, wer ich bin und wann ich mich, wo, in welcher Rolle befinde und bin befähigt, diese auszufüllen.** Bin ich dazu nicht mehr oder nur partiell in der Lage, so muss ich wohl unweigerlich (teilweise) „des"-orientiert sein, also „ohne" Orientierung.

Eine **Desorientierung** ist also eine mehr oder minder starke **Einschränkung der genannten Fähigkeiten**, welche **auf Dauer oder temporär, komplett oder in Teilbereichen,** besteht und **nicht ohne fremde Hilfe kompensiert** werden kann.

Die Desorientierung ist wohl mit kaum einem anderen Krankheitsbild so eng verknüpft, wie mit der *Demenz*. Hier bestehen in unterschiedlichsten Schattierungen Defizite, die den Betreffenden bis hin zur völligen Orientierungslosigkeit und damit Hilflosigkeit treffen können. Aber natürlich ist eine Desorientierung nicht ausschließlich auf demenziell Erkrankte begrenzt. Nehmen wir einfach einen erblindeten Menschen. – Auch ohne demenzielle Erkrankung kann er so stark gehandicapt sein, dass er es ohne spezielle prophylaktische Hilfsmittel kaum schaffen wird, sich räumlich und oft auch zeitlich und situativ zu orientieren.

Und wie steht es mit uns „ganz Gesunden"? Sind wir nicht alle so manches Mal desorientiert? Benötigen wir nicht täglich unsere Orientierungshilfen, die uns die Orientierung erleichtern? Die gibt es doch seit jeher, in jeder Gesellschaft und aktuell mehr, denn je. Sie sind aus unserem täglichen Leben einfach nicht wegzudenken: Kalender und Uhren (gegen eine zeitliche Desorientierung), Hinweisschilder (gegen eine örtliche Desorientierung), ... und ganz weit gegriffen: Berufskleidung (z.B. zum Erkennen der „Götter in Weiß"), Postleitzahlen, Straßennamen, Hausnummern, Eheringe, Tilakas und Bindis (rote Zeichen auf der Stirn als Zeichen der Religionszugehörigkeit oder des Ehestandes), Brillen, Hörgeräte, Navigationsgeräte, ...

Die Sache mit dem Navi

Stellen Sie sich vor, Sie sind ein Mann Mitte 30 und mit Ihrem Fahrzeug in einer Ihnen völlig unbekannten Großstadt unterwegs...

Ihr Navi ist ausgefallen und das Einzige, was Sie jetzt noch wissen, ist, dass Sie die Stadt Richtung Nordwesten verlassen müssen, um auf die Autobahn zu gelangen, auf welcher Sie dann unproblematisch bis nach Berlin finden. Ansonsten sind Sie völlig orientierungslos. Es ist vormittags gegen 10:00 Uhr. Der Termin um 15:00 Uhr sollte gut zu schaffen sein. Als ehemaliger Pfadfinder wissen Sie, dass die Sonne jetzt in etwa im Südosten stehen muss. Wenn Sie also eine Straße finden, wo Sie die Sonne im Rücken haben, müssten Sie irgendwann einmal auf ein Hinweisschild zur Autobahn stoßen. Dumm nur, dass ausgerechnet heute der Himmel wolkenverhangen ist. Sie ziehen also immer größere Kreise und fahren schließlich kreuz und quer, um irgendwo im Schilderwald der Großstadt so ein blaues Schild mit weißer Schrift zu finden. Aber vergebens! Sie können es ja nicht wissen, aber ausgerechnet heute wurden in den frühen Morgenstunden alle alten Autobahnhinweisschilder abgebaut, um am Nachmittag neue anzubringen. Ihre Uhr zeigt nun schon 11 an und Sie finden sich zum dritten Mal vor dem Hauptbahnhof wieder. Da gibt es schon einige tückische Einbahnstraßen, die immer wieder hierher zu führen scheinen – ein wahrer Irrgarten. Was soll's, man kann ja fragen, wenn's auch verdammt peinlich ist. *„Hallo, Entschuldigung! Wie komme ich denn am besten zur Autobahn?"* Ist das nun ein japanischer Tourist, der kein Deutsch versteht oder jemand, der in Bayern geboren ist und in reinstem Bajuwarisch antworten wird? – Gleich wissen Sie's: *„No verstehn, Auto-Bahn? Auto gut, da Bahn, in Bahnhof..."* – Na, das war wohl nix! Man muss schon jemanden fragen, der sich auskennt und einen versteht. Also zweiter Anlauf, vielleicht die hübsche, junge, recht einheimisch aussehende, Frau da: Scharf gebremst, ausgestiegen und: *„Sorry! Mein Navi is hin. Wo geht's 'n hier zur Autobahn?"* Das eben noch fröhlich dreinblickende Gesicht verfinstert sich und schon überlegen Sie, ob, und wenn, was Sie denn Falsches gesagt haben könnten. *„So eine dumme Anmache hab' ich wohl noch nie er-*

lebt, mach dich vom Acker!" Ups, das war wohl auch nix. Dass eine einfache Frage so nach hinten losgehen kann. Also, mehr Vorsicht und Augen auf bei der Wahl des Fremdenführers, wenn einem die Peinlichkeit auch immer größer wird. Dritter Versuch: Jetzt der hilfsbereit aussehende, ältere Herr dort: *„Entschuldigung? Eine Frage: Wie komme ich denn am besten zur Autobahn?" „Ihnen ist wohl das Navi ausgefallen, junger Mann.(?)"* Die Häme steht dem grauhaarigen Senior ins Gesicht geschrieben. *„Und dann ist die Jugend hilflos. Na ja, ich will mal nicht so sein."* Mit gönnerischer Gestik in Richtung vorn rechts weisend, gibt es eine exakte Wegbeschreibung: *„Also, der Einbahnstraße dort bis zur 2. Kreuzung folgen, dann immer geradeaus und rechts halten, da gibt es auch eine Baustelle. Na ja, vielleicht ist die auch schon weg. Und Vorsicht: Zone 30! Da wird oft geblitzt! Dann rechts an der Feuerwehr vorbei und auf dieser Straße bleiben, bis sie einen weiten Bogen nach links macht, gleich da, wo die Brücke über einen kleinen Fluss führt. Hinter dem Bogen gleich rechts und dann im Kreisverkehr die erste Ausfahrt. Noch über den Bahnübergang und Sie sehen schon die Autobahn. Gute Reise!"* Oh Gott, denken Sie: Nicht so viele Informationen auf einmal! Wie sollen Sie sich das alles denn merken? Aber – nur nichts anmerken lassen! *„Ja, danke."* Und eines beschäftigt Sie immer noch. Sie bekommen den Gesichtsausdruck des Rentners nicht so schnell aus dem Kopf – grinsend, feixend. *„Na, dann mal los."* Also, der Einbahnstraße dort bis zur 1. Kreuzung folgen *„ok, da* bin ich", dann rechts *„jawohl, der Herr"* und auf dieser Straße bleiben, bis sie einen weiten Bogen nach links macht. *„Wo bleibt dieser verdammte Linksbogen? Und wo ist der Bahnübergang?"* Ah, das sieht ganz nach Bahn aus. Aber leider nicht Bahn*übergang*, sondern wieder *Haupt*bahn*hof*. Gut, dass der alte Mann weg ist. Sie sind leicht aggressiv. Was hat der Ihnen denn erzählt? Am besten, Ihnen läuft jetzt niemand über den Weg. Sie zucken zusammen, weil jemand an die Fahrertür klopft. Ein junges Pärchen schaut fragend durch die Scheibe, die Sie nun langsam öffnen. *„Hallo, was gibt's?"* *„Entschuldigung, wir sind von unserer Mitfahrgelegenheit versetzt worden und haben die schwache Hoffnung, dass Sie vielleicht das gleiche Ziel haben wie wir, weil wir auf Ihrem Kennzeichen ein „B" stehen sehen.(?)"* *„Na, da könntet ihr Glück haben, unter einer Bedingung."* – Fragende Blicke. *„Kennt ihr euch hier aus? Ich meine, findet ihr von hier zur Autobahn? Mein Navi ist kaputt."* Ein überaus freundliches Lächeln zeigt sich in den Gesichtern der beiden. *„Na freilich, wir fahren ja jede Woche von hier nach Berlin. Da kann nichts schiefgehen."* Sie atmen auf …

Fragen zum Nachdenken:

Wie fühlen Sie sich,…

… wenn Ihnen nichts bekannt vorkommt („unbekannte Großstadt")?

… wenn Sie niemanden haben, der Ihnen auf unbekanntem Terrain sagt, wo es langgeht („Navi defekt")?

... wenn Sie die Richtung wissen, aber keinen Kompass dabei haben („Richtung Nordwesten")?

... wenn Sie genau wissen, da ist ganz nah der Weg nach Hause, aber Sie finden nicht hin („Autobahn")?

... wenn Sie wissen, wie spät es ist, aber den Weg nach Hause nicht finden („10:00 Uhr") und der Termindruck auf Ihnen lastet („15:00 Uhr")?

... wenn Sie eine echt professionelle Ausbildung in Orientierung haben („ehemaliger Pfadfinder"), aber der einzige noch rettende Fixpunkt nicht zur Verfügung steht („Sonne")?

... wenn Sie genau wissen, dass da doch irgendwo die Autobahn ausgeschildert sein muss, aber nirgends ein derartiger Hinweis zu finden ist („Hinweisschild")?

... wenn alles ringsherum farblos und düster erscheint („Himmel wolkenverhangen")?

... wenn Sie systematisch nach einem Hinweis suchen, aber keinen finden („immer größere Kreise")?

... wenn Sie den Wald vor Bäumen nicht sehen und wegen einer schier endlosen Reizüberflutung Ihr Ziel nicht ausmachen können („Schilderwald der Großstadt")?

... wenn Sie nun, der Systematik müde, es dem Zufall überlassen, auf ein Autobahnschild zu stoßen, aber keins finden („kreuz und quer")?

... wenn Sie merken, dass die Zeit vergeht und Sie kein Stück weitergekommen sind („11:00 Uhr und Sie finden sich zum dritten Mal vor dem Hauptbahnhof")?

... wenn Sie merken, dass jeder Weg immer wieder in die Irre führt („tückische Einbahnstraßen")?

... wenn Sie merken, dass Sie nicht aus dem Straßengewirr herausfinden („Irrgarten")?

... wenn Sie sich überwinden müssen, etwas zu tun, was Sie normalerweise nie tun würden („verdammt peinlich")?

... wenn es Ihnen sowieso schon schwerfällt, jemanden anzusprechen, jetzt auch noch jemandem aus einem offensichtlich anderen Kulturkreis Ihr Problem, mit dem Sie sowieso schon maßlos überfordert sind, zu schildern („Ist das nun ein ... Tourist")?

... wenn Sie nicht verstanden werden, obwohl Sie klar und deutlich gesprochen haben („No verstehn")?

... wenn Sie bewusst mitbekommen, dass Sie in ein Fettnäpfchen getreten sind und einem anderen Menschen damit seine Fröhlichkeit nehmen („fröhlich dreinblickende Gesicht verfinstert sich")?

... wenn Sie absolut missverstanden werden, weil Sie Ihr Anliegen nicht seriös rüberbringen konnten („mach dich vom Acker")?

... *wenn Sie sich so weit herablassen müssen, dass Sie (vermeintlich) Ihr Gesicht verlieren ("Peinlichkeit auch immer größer")?*

... *wenn sich jemand über Sie lustig macht ("Häme ... ins Gesicht geschrieben")?*

... *wenn Ihnen die blanke Ironie entgegenspringt, wenn Sie sich persönlich angegriffen fühlen und Sie doch auf den anderen angewiesen sind ("Jugend hilflos")?*

... *wenn Sie dann endlich doch die benötigte Information bekommen, diese aber viel zu komplex ist, wie sich bald herausstellen wird ("exakte Wegbeschreibung")?*

... *wenn Ihnen bei jedem Wort, dass Ihnen gesagt wird, immer stärker bewusst wird, dass Sie sich kaum zwei Dinge zugleich merken können ("nicht so viele Informationen auf einmal")?*

... *wenn Sie ständig über die Verletzung nachgrübeln müssen, die Ihnen, bewusst oder unbewusst, zugefügt wurde ("nicht so schnell aus dem Kopf")?*

... *wenn Sie merken, dass Sie es trotz einer professionellen Hilfestellung wieder nicht schaffen, den Weg zu finden ("Wo bleibt der verdammte Linksbogen?")?*

... *wenn Sie sich (vermeintlich) betrogen sehen und wieder dort finden, wo Sie gerade gestartet sind ("wieder Hauptbahnhof")?*

... wenn Sie niemandem scheinen, vertrauen zu können und merken, dass Sie vor Wut geladen sind („aggressiv")?

... wenn Sie in einer absolut angespannten Situation, die Ihre gesamte Konzentrationsfähigkeit verlangt, plötzlich aus Ihren Gedanken herausgerissen werden („Sie zucken zusammen")?

....

Und wie fühlen Sie sich, ...

... wenn jemand anders Sie mit ins Boot holt („Hoffnung") und genau dorthin möchte, wo auch Sie hin wollen („das gleiche Ziel")?

... wenn jemand freundlich auf Sie zugeht ("überaus freundliches Lächeln")?

... wenn Ihnen absolute Sicherheit vermittelt wird („Da kann nichts schiefgehen.")?

➔ 30 + 3 Fragen, die aber längst nicht erschöpfend sind und die man sich im übertragenen Sinn stellen kann, wenn man sich mit dem Thema *„Desorientierung / Desorientierungsprophylaxe"* auseinandersetzt.

Jeder muss hier seine ganz persönlichen Antworten, seine ganz eigene, individuelle Wahrheit, finden, wie auch jeder Mensch anders denkt und fühlt.

Auf jeden Fall sollen diese Fragen Anregung sein, sich in einen desorientierten Menschen hineinzuversetzen, hineinzudenken, hineinzuleben und zu überlegen, wie man ihm helfen, ihn unterstützen, ihm Teilhabe ermöglichen, ihm (wieder) Orientierung geben und ihn letztendlich glücklich machen kann...

Wer hat sich mit dem Auto noch nie verfahren – also verirrt? In diesem Moment war er dann doch wohl desorientiert, oder? Und was würden wir wohl in dieser Situation ohne unser angebetetes Navi (= Orientierung gebendes Hilfsmittel) tun, wenn wir eine unbekannte Strecke zu fahren hätten? – Und genau solche Hilfen/Hilfsmittel brauchen die „echt" Betroffenen, nur, dass es nicht ganz so einfach ist, wie beim Navi: *Eingabe von „Hafenstr. 3, Hamburg" und eine mehr oder minder angenehme Stimme führt uns sicher zum Ziel, na ja, jedenfalls meistens.* Das Tolle hieran ist, dass *wir* genau wissen, wohin wir wollen, wir kennen lediglich nicht den Weg – er ist uns einfach unbekannt. *Diese Desorientiertheit, oder besser gesagt Unwissenheit, hat natürlich keinen Krankheitswert.*

Bei „echt" desorientierten Personen sieht das anders aus. Sie können ihre Desorientierung nicht mehr aus eigenen Kräften und Fähigkeiten kompensieren. Eine Brille, um gut sehen zu können, ein Hörgerät, um gut hören zu können, eine Uhr zur zeitlichen Orientierung und die aufgehende Sonne als Zeichen eines anbrechenden Tages reichen nicht aus, um pünktlich dorthin zu finden, wo man zu einer bestimmten Zeit erwartet wird oder sein möchte.

Folgerichtig ist dieses Defizit als pathologisch zu bewerten, da sich diese Erkrankten an Bekanntes nicht oder nur unzureichend erinnern können und allgemein übliche Hilfsmittel nicht ausreichend Unterstützung sind, ihr Ziel zu erreichen. Diesen Menschen sind oft weder Ziel, noch Weg klar (wörtlich und sinnbildlich), obwohl sie ihn in ihrem Leben möglicherweise schon x-mal gegangen sind.

Um ihnen helfen zu können und die richtigen Hilfsmittel zu finden, gilt es erst einmal, beides ausfindig zu machen (das Ziel und mögliche Wege). Dabei muss man, aber das wird auch in den Fallbeispielen deutlich, gut überlegen, ob das, was wir „Gesunde" als Ziel sehen, sich auch mit dem Ziel des Betroffenen deckt.

Lebt ein demenziell Erkrankter nicht manches Mal glücklich in „seiner Welt" und freut sich über ein Stück Kuchen am Nachmittag, das er mit den Fingern isst und Musik aus dem Radio?

Müssen denn unbedingt Wege gesucht werden, ihn zu motivieren, das Stück Torte mit der Kuchengabel zu essen?

Muss er unbedingt an der Musikrunde (Chor) teilnehmen, obwohl er sein Leben lang nie selbst gesungen hat?

Muss er denn unbedingt ein Sudoku lösen, obwohl er noch nie ein Mathegenie war? ...

Prophylaxe oder Therapie?

An dieser Stelle sei ein kleiner Exkurs gestattet, um zu klären, was unter „Prophylaxe" zu verstehen ist und ob man diese im Sinne einer Orientierungshilfe klar von einer „Therapie" trennen kann.

Der Begriff „Prophylaxe" stammt aus dem Griechischen und bedeutet nichts anderes als „Vorbeugung". Es meint, zumindest im pflegerischen Sinne, Gefährdungspotenziale zu (er)kennen und diesen gezielt entgegenzuwirken.

Als „Therapie" hingegen bezeichnet man die „Behandlung" von Krankheiten oder deren Symptomen.

Ein kleines Beispiel, um zu verdeutlichen, wie eng Prophylaxe und Therapie zusammenhängen (können), findet sich im *Fallbeispiel 1*. Wie man daraus erkennen kann, gibt es durchaus Maßnahmen, die sowohl prophylaktischer, als auch gleichzeitig therapeutischer Natur sein können.

Für die Praxis ist es allerdings von absolut untergeordneter Bedeutung, ob es sich um eine Prophylaxe oder eine Therapie handelt – die Hauptsache ist, dass dem Betroffenen mit den angebotenen Maßnahmen geholfen werden kann und oft nicht nur ihm, sondern auch seinem sozialen Umfeld, Entlastung zuteilwird.

Daher wird im Folgenden ganz bewusst darauf verzichtet, in aller Feinheit zwischen dem einen und dem anderen zu unterscheiden.

Der Fokus wird auf praxisrelevante Aussagen gerichtet, welche tatsächlich und oft überraschend einfach, anwendbar und einsetzbar sind, um einer (drohenden Verstärkung einer) Desorientierung erfolgreich zu begegnen.

Ursachen einer Desorientierung

Beleuchten wir erst einmal die möglichen Ursachen einer (pathologischen) Desorientierung etwas näher.

Neben demenziellen Grunderkrankungen kommen natürlich auch viele andere in Frage.

So können unter anderem Vergiftungen, Drogenmissbrauch, psychische Traumata, Psychosen, Hirntumore, Schlaganfälle, Verlust des Augenlichts oder des Gehörs und vieles mehr zu akuten oder chronischen Orientierungsproblemen (= Desorientierung) führen. Und diese Liste ließe sich noch fortführen...

In den Fallbeispielen, welche den Hauptteil dieses Leitfadens ausmachen, kann unmöglich auf alle Eventualitäten eingegangen werden, aber es werden repräsentative Fälle dargestellt, die sich so oder ähnlich (in Teilen) tatsächlich ereignet haben und immer wieder auftreten können.

Wie erkenne ich eine Desorientierung?

Hier helfen schon einige wenige Beobachtungen und auch mögliche Fragen, die dem Betroffenen gestellt werden können. An dieser Stelle wird aber ganz bewusst *nicht* auf Screening-Verfahren, wie beispielsweise den Mini-Mental-Status-Test, eingegangen, welche die kognitiven Fähigkeiten bewerten, bzw. Defizite aufdecken. Vielmehr wird das Hauptaugenmerk auf den praktischen Umgang mit (bereits diagnostizierter) Desorientierung gelegt.

Wichtig ist, zu wissen, dass diese nicht dauerhaft und nicht immer in allen möglichen Bereichen auftreten muss.

So kann sich eine Person beispielsweise räumlich in ihrem gewohnten Umfeld und der näheren Umgebung ganz hervorragend orientieren, aber schon im Supermarkt an der nächsten Straßenecke ist diese Fähigkeit völlig verloren.

Oder jemand ist zeitlich völlig aus der Bahn geworfen, kann also weder das aktuelle Datum, noch den Wochentag, Monat oder die Jahreszeit benennen, jedoch den Stadtplan von Hamburg herbeten.

Vielleicht gibt es da jemanden, der zwar seine Familienangehörigen erkennt, aber immer wieder die Frage stellt *„Wer bin ich denn?"* und dann ungläubig dreinschaut, wenn man ihm seinen Namen nennt.

Es gibt Menschen, die sich räumlich durchaus zurecht-finden, aber zeitlich lediglich Ereignisse aus frühester Kindheit erinnern. Und, und, und... Nahezu alle Kombinationen und Überschneidungen sind möglich. Dabei kann der Betroffene sich in „seiner eigenen Welt" hervorragend zurechtfinden, solange man ihn darin belässt.

Erkennen kann man eine Desorientierung häufig „auf den ersten Blick", aber manches Mal ist es sehr hilfreich, einfach mal zu fragen, welcher Tag denn heute ist, wo genau man sich gerade befindet und warum gerade jetzt hier, wie die nahen Verwandten heißen, wie die eigene Telefonnummer lautet, etc.

Aber Achtung! Hier muss man immer äußerst sensibel vorgehen, sich herantasten, um den Betreffenden nicht zu verletzen und unnötig mit seiner Hilflosigkeit, die es ja oft ist, zu konfrontieren.

Kann der Betroffene sich nicht oder nur teilweise adäquat äußern, muss dies eine Ursache haben. An dieser Stelle sollte unbedingt erst einmal ein Arzt zu Rate gezogen werden, um diese abzuklären.

Erwähnt sei an dieser Stelle noch, dass Betroffene (oft recht erfolgreich) versuchen, ihre Hilflosigkeit zu maskieren und hinter einer Fassade zu verstecken. Gelingt ihnen das gut, so schöpft man bei seltenen Kontakten kaum Verdacht, wie schlecht es demjenigen eigentlich geht. So können sich beispielsweise an Demenz Erkrankte häufig noch über einen langen Zeitraum „hinwegretten", indem sie möglichst niemanden hinter diese Fassade blicken lassen. Aber in ihrem Inneren sieht es ganz anders aus und es bedeutet teilweise eine enorme Kraftanstrengung, das Gesicht zu wahren und seine Desorientiertheit nicht zuzugeben.

Um die einzelnen Bereiche, in denen eine Desorientierung auftreten kann, noch etwas genauer zu beleuchten, seien an dieser Stelle, zusammenfassend, einige mögliche Symptome genannt, die auftreten können.

a) Ein *räumlich/örtlich Desorientierter* kann möglicherweise nicht seinen aktuellen Aufenthaltsort benennen, erinnert sich nicht an seinen Geburtsort, kann keine Wegbeschreibungen zu ihm bekannten Orten geben, verlegt Gegenstände oder/und findet diese nicht. Eine ihm eigentlich vertraute Umgebung kommt ihm befremdlich und unbekannt vor, unter Umständen sogar bedrohlich, etc.

b) Ein *zeitlich Desorientierter* kann möglicherweise nicht die aktuelle Tageszeit benennen, keine Angaben machen zum aktuellen Datum oder der derzeitigen Jahreszeit, nicht nachvollziehen und darlegen, welchen Zeitraum er an einem bestimmten Ort ist/war, nicht einschätzen, wie lange bestimmte Ereignisse dauern oder wann sie eintreffen, nicht zwischen Tag und Nacht unterscheiden; er kann durchaus unangepasst (aggressiv) reagieren, wenn man ihn auf nicht wahrgenommene (vergessene) Termine hinweist, etc.

c) Ein *zur Person Desorientierter* kann möglicherweise nicht seinen eigenen Namen nennen oder kennt nicht seinen Geburtsnamen. Er hat keinerlei Informationen über nächste Verwandte parat, kann keine Auskünfte erteilen zu seiner eigenen Biografie (Familienstand, Ausbildung, Arbeit, Beruf, wichtige Ereignisse aus seiner Kindheit und Jugend), etc.

d) Ein *zur Situation Desorientierter* kann möglicherweise keinerlei Informationen geben zum Grund seines momentanen Aufenthaltes beispielsweise in einer Klinik, kann nicht erklären, warum er nicht an einem anderen Ort ist (z.B. zu Hause), weiß nicht, warum er vor sich Schreibpapier und Kuli zu liegen hat, kann Gerätschaften nicht ihre Funktionen zuteilen, kann Personen, die mit ihm in Kontakt treten, nicht näher spezifizieren (z.B. kein Erkennen von Ärzten oder Pflegepersonal in ihren Funktionen), etc.

Wie nun kann ein Betroffener sich äußern? - Es gibt so **ganz typische Sätze**, die man immer wieder hört, wie etwa:

„Wo bin ich hier?" (obwohl gerade erklärt wurde, dass er seit drei Jahren in einem Pflegeheim lebt).

„Wie spät ist es?" (obwohl eine große Uhr gut sichtbar in unmittelbarer Nähe hängt).

„Wann gibt es Frühstück?" (und das auch am Nachmittag und nachts).

„Nein, ich habe meine Medikamente noch nicht be-kommen!" (obwohl er unter Zeugen gerade kurz zuvor seine Tropfen und Tabletten eingenommen hat).

„Zeig mir doch mal die Toilette!" (obwohl er unmittel-bar davorsteht).

„Was soll ich jetzt machen?"

„Wo kann ich denn jetzt hingehen?"

Oder stereotype Rufe, wie *„Hilfe"* (obwohl offensicht-lich kein akuter Hilfebedarf besteht und dieser auch nicht näher beschrieben werden kann).

Ebenso gibt es **ganz typische Handlungen**, die immer wieder auftreten, wie etwa

- sich verlaufen in fremde Zimmer

- sich ins falsche Bett legen

- die Entleerung von Blase und Darm am falschen Ort vornehmen

- bei jeder Witterung / Tages- und Nachtzeit / Jahres-zeit das Fenster weit öffnen

- sich ständig ankleiden und/oder entkleiden

- ständig Schränke ein- und/oder ausräumen, ...

Ziel einer Desorientierungsprophylaxe

Einer (Verschlimmerung einer) Desorientierung auf allen Orientierungs-Ebenen soll aktiv entgegengewirkt werden. Idealerweise findet sich der Betroffene also räumlich zurecht, kann sich zeitlich, zu seiner Person und situativ orientieren. Und wenn er sich dann noch subjektiv offensichtlich wohlfühlt und sozial (wieder) integriert ist, ist mehr als ein großer Schritt getan.

Was kann man tun?

Durch die später folgenden Fallbeispiele soll gezeigt werden, dass sich die prophylaktischen Maßnahmen eben nicht im **R**ealitäts-**O**rientierungs-**T**raining (**R O T**) erschöpfen, wo dem Betroffenen simple Orientierungshilfen gegeben werden, wie z.B.: übergroße Kalender und Uhren, individuell kreierte Auffindehilfen an Wohnungstüren (z.B. ein Bild des Bewohners im Seniorenheim an seiner Zimmertür oder ein übergroßer Namenszug in seiner Lieblingsfarbe), Hinweisschilder „zum Speisesaal" aller drei Meter, unterschiedlich farbig gestaltete Wohngruppen, um diese voneinander unterscheiden zu können, usw.

Es soll unterstrichen werden, dass der Schmuck zu Ostern und Weihnachten eben nicht alles ist, um dem Erkrankten zu helfen, sich jahreszeitlich zu orientieren.

Mit den genannten oder ähnlichen Maßnahmen ist es eben noch nicht getan. Selbstverständlich sind sie sehr hilfreich und auch hierzu wird es im Hauptteil Ausführungen geben, aber es gibt noch viele andere, manchmal verblüffend einfache, Möglichkeiten, im Sinne einer Desorientierungsprophylaxe zu agieren.

Neben den zahlreichen optischen Reizen, die man äußerst vielfältig (ein)setzen kann, sollte man nicht außer Acht lassen, dass der Betroffene ja noch einige Sinne mehr besitzt und vielleicht, oder sogar sehr wahrscheinlich, auch hören, fühlen, schmecken und riechen kann.

Denken Sie also nicht zu eng umrissen!
Denken Sie groß, denken Sie **BIG**!
Was darunter zu verstehen ist? – Lesen Sie weiter!

Nach einer sicheren Erfassung auftretender Defizite (betreffs der Orientierungsfähigkeit in allen Bereichen) und anschließender eingehender ärztlicher Abklärung (Diagnosestellung und Einleitung einer möglichen Therapie, z.B. medikamentös), kann und sollte ans Werk gegangen werden.

Und das ist eine wirkliche Aufgabe, die durch Angehörige manchmal etwas einfacher zu händeln ist, als durch (unzulänglich informierte) Pflegekräfte. Aber wie geht das nun? – Vielleicht mit der...

BIG-Methode

1. Auf jeden Fall gehört immer eine große Portion **Bio-grafiearbeit** dazu. Die Biografie zu erfassen und die für eine zielgerichtete Prophylaxe wichtigen Passagen und Inhalte zu erkennen, ist nicht selten ein unwahrschein-lich schwieriges Unterfangen. Oft weiß man nicht aus-reichend über das Leben des Betroffenen Bescheid und er selbst kann sich ja meist, oder zumindest oft, nicht mehr äußern. Hier gilt es also, alles zusammen-zutragen, was irgendwie nützlich sein könnte, dem Erkrankten wieder Struktur in sein Leben zu bringen.

2. Hat man erfassen können, an welcher Stelle man anknüpfen und möglicherweise erfolgreich **intervenie-ren** kann, sollte man dies mit aller Zielstrebigkeit und unbedingt kontinuierlich(!) tun. Unter der bekannten Devise *„steter Tropfen höhlt den Stein"* wird sich, lei-der nicht immer, aber häufig doch wenigstens teilwei-se, ein Erfolg einstellen, welcher letztlich...

3. ... auf einem aktiven **Gedächtnistraining** basiert. Denn was durch alle zur Verfügung gestellten Prophy-laxen angesprochen wird, ist das Gedächtnis.

Und da haben wir die Formel – auf jeden Fall immer

GROß denken und handeln = BIG

B wie Biografie
I wie Intervention
G wie Gedächtnistraining

Beherzigt man diese Regel, wird man vielleicht häufig, auf jeden Fall aber ab und zu, zumindest kleine, Erfolge erzielen.

Dabei nimmt zunächst das Erfassen der wesentlichen Aussagen der *Biografie* häufig einen breiten zeitlichen Rahmen ein, da man vielleicht nicht genau weiß, wonach man suchen muss. Auf jeden Fall sollte man immer sehr akribisch vorgehen und auf *besondere Rituale* achten, auf *besondere Erlebnisse*, auf *besondere Vorlieben und Abneigungen* des Betroffenen.

Hat man dann etwas gefunden, wovon man aller Erfahrung nach mit Fug und Recht behaupten kann, damit dem Betroffenen helfen zu können, muss *interveniert* werden. Unbedingt ist hier *jegliche emotionale Regung des Erkrankten* zu *beachten*! Sollte diese in irgendeiner Weise negativ sein, muss sofort abgebrochen werden!

Ist man offensichtlich auf dem richtigen Weg, gilt es, „dranzubleiben", um Punkt 3 von BIG zu trainieren. Das *Gedächtnistraining* muss nun durch ständige Intervention so weit geführt werden, dass tatsächlich etwas „hängenbleibt".

Es gilt dabei nicht, den schwerst an Demenz Erkrankten zu heilen oder ihn dazu zu bringen, selbstständig den Enkel auf Mallorca zu besuchen. Vielmehr soll der Betroffene durch die prophylaktischen Maßnahmen in die Lage versetzt werden, sich, ohne ständige fremde Unterstützung, sicher(er) zu fühlen und auch auf lange Sicht davon zu profitieren.

Allgemein kann angeraten werden, sowohl „grobe" Orientierungshilfen zu geben, als auch, wenn angebracht, feinste Details zu berücksichtigen.

Sprache, kultureller Hintergrund und Religion sollten unbedingt beachtet werden, da sie eine große Rolle spielen (können).

Strukturen sollten geschaffen werden, welche Sicherheit und Integration vermitteln (z.B. Tages-, Wochen- und Jahresstruktur).

Diese aufwendige Arbeit kann teilweise auch durch Gruppenaktivitäten sehr effizient unterstützt werden, wobei eine Vertiefung dieses Gedankens den Rahmen des vorliegenden Leitfadens sprengen würde und daher auf weitere Ausführungen verzichtet wird.

....

Und nun tauchen Sie ab in die „reale Welt der von Desorientierung Betroffenen" und deren unmittelbaren Kontaktpersonen...

Fallbeispiel 1 – Omi, was ist denn los mit dir?

„Hallo Omi!" Marc kommt gerade von einer Vorlesung nach Hause und freut sich, dass seine Großmutter nun bei ihm und seinen Eltern wohnt. Der Grund ist freilich kein schöner. Denn immer häufiger wurde die alte Dame, welche Jahrzehnte alleine in ihrer viel zu großen Wohnung lebte, mehr oder weniger verwirrt angetroffen und erlebt. Sei es, dass sie jemand besuchte oder anrief. Letztendlich nahm sie häufig gar nicht mehr den Hörer ab oder öffnete auch nicht mehr die Wohnungstür. Da blieb nur noch, die Reißleine zu ziehen. Und so sitzt sie nun wohlbehütet im Haus ihrer Kinder. *„Hallo Omi!"* Marc wiederholt seinen Gruß und nimmt seine Großmutter in den Arm. – Keine Antwort. Nur ein leerer Blick, der keinerlei Emotionen ablesen lässt. Und was war Omi früher, ach was, noch vor ein paar Monaten, für eine liebevolle und lebensfrohe Frau, das Herz am rechten Fleck und immer einen lustigen Spruch auf den Lippen. *„Mensch Omi, was ist denn nur los mit dir?"* *„Warum?"* ‚Na, wenigstens spricht sie mit mir.' *„Was hast du denn heute gemacht?"* *„Weiß nicht."* Das passte so gar nicht zu ihr. Eigentlich hatte immer sie die Initiative zu einem Gespräch ergriffen. Doch nun musste ihr jede Äußerung

mühsam entlockt werden. *„Warst du im Garten? Heute ist doch so schönes Wetter und Papa hat extra die Hollywoodschaukel klargemacht."* Omi verstummt. Marc ist ratlos. Normalerweise würde sie ihn danach fragen, wie es bei der Vorlesung war, ob er morgen auch wieder so früh raus müsse, etc. Aber nichts – rein gar nichts. *„Hast du nicht Durst? Es ist doch heute so wahnsinnig warm hier drin."* Wieder keine Reaktion. *„Weißt du was, ich bringe dir ein großes Glas von deinem Lieblingssaft. Ich muss dann noch was ausarbeiten. Aber nachher komme ich noch mal."* Gesagt, getan. Marc verschwindet in seinem Zimmer und Omi Else sitzt allein vor ihrem großen Glas Apfelsaft. Und tatsächlich greift sie nach einer Weile zu und trinkt nach und nach das Glas leer. Ungefähr eine gute Stunde später kommen ihre Kinder vom Einkauf nach Hause. Marc hört es und kommt aus seinem Zimmer. *„Hallo!"* Die Begrüßung ist herzlich. Und Omi Else kommt auch zur Tür. *„Ach. schön, dass ihr wieder da seid! Warum bist du denn vorhin einfach so schnell verschwunden, Marc?"* Sie schaut ihn fragend, fast etwas vorwurfsvoll an. Marc ist kurz verwirrt. *„Äh, na ja, ich hatte doch noch zu tun."* *„Aber du hättest dich ruhig erst ein bisschen mit mir unterhalten können. Deine Eltern waren fast den ganzen Nachmittag unterwegs und du kommst und verschwindest gleich in deinem Zimmer.*

So kenne ich dich gar nicht." Marc versteht die Welt nicht mehr, aber als liebender Enkel und mehrsemestriger Medizinstudent ist er empathisch genug, auf seine Omi einzugehen. *"Ach, tut mir leid. Sei mir nicht böse. Aber das war wirklich dringend, was ich da noch machen musste. Morgen nach der Vorlesung nehme ich mir Zeit für dich."* – Am nächsten Tag das gleiche Spiel. Und auch am Freitag. Nachdem Omi Else ins Bett gegangen ist, ruft Marc den Familienrat zusammen. Er erzählt seinen Eltern, was er drei Tage hintereinander erlebt hat und legt auch gleich mit einer These los: *"... Gerade heute hatte ich eine Vorlesung, wo ich sofort an Omi denken musste. Es ging um Verwirrtheitszustände, vor allem im Alter, und dass diese häufig einfach durch Flüssigkeitsmangel hervorgerufen werden - also zu wenig trinken. Und dadurch, dass oft kein Durstgefühl mehr vorhanden ist, trinken alte Menschen meistens sowieso viel zu wenig. Das passt doch total! Omi trinkt von sich aus eigentlich gar nichts, nur, wenn man es ihr direkt anbietet oder vor sie hinstellt. Und immer, wenn ich nach Hause gekommen bin, stand Omi voll neben sich. Und eine Stunde nach einem großen Glas Apfelsaft war sie wieder meine Omi, wie ich sie kenne. Glaubt ihr, dass könnte so sein?"* Etwas skeptisch schauen die Eltern erst Marc, dann sich an. Aber es war zumindest eine Möglichkeit. Und so beschließen die drei, ein Experiment mit Omi Else durchzuführen. Am Samstag achten sie explizit darauf, dass sie, früh beginnend, bis zum Abend hin, ständig *„an der Tränke"* hängt. Und Omi Else lebt förmlich auf und übertrifft sich in den Gesprächen selbst mit ihrem Witz. – Ein glücklicher Tag, für die ganze Familie. Am Sonntagmorgen kommt Omi Else noch ganz aufgeweckt zum Frühstück. Aber da sie nicht ausdrücklich zu trinken verlangt, bleibt es beim Marmeladenbrötchen. Zum Mittag gibt es gebratene Forelle. Und Fisch ist ja bekanntlich gut gewürzt und „will schwimmen", wenn er verspeist wurde. Aber Omi Else bittet nicht um *einen* Schluck Wasser. Und allmählich verfällt sie wieder in den Zustand, den Marc von der Woche her kennt: Teilnahmslosigkeit, Desinteresse, ein Blick, der nichts fixieren kann und ein spannungsloser Körper. – Omi Else sitzt einfach nur in ihrem Lieblingssessel. Je später es wird, desto unruhiger werden Marc und seine Eltern, bis sie es nicht mehr aushalten. Sie setzen alles daran, Omi Else so viel Flüssigkeit, wie möglich zuzuführen, was auch mit etwas Überredung wirklich gut klappt. Zwei Liter in einer Stunde ist schon eine Hausnummer. Und siehe da: Nach einer weiteren halben Stunde erwachen die Lebensgeister. *„Warum haben wir denn heute nichts unternommen? Heute ist doch Sonntag, oder?"* Alle müssen herzhaft lachen.

Und, oh Wunder, bei eingehaltener täglicher Trink-menge gibt es keine Verwirrtheitszustände mehr...

Es hört sich fast wie ein Märchen an, ist aber tatsäch-lich so geschehen. Also, es ist manchmal mit diesem ganz einfachen Mittel möglich, die Gedächtnisleistung wieder umgehend in Gang zu bringen. Der gestörte Wasser- und Elektrolythaushalt, welcher sich insbe-sondere auf die Hirnfunktionen auswirkt, wird durch eine ausreichende Flüssigkeitszufuhr wieder in den Normbereich gebracht und die eben noch desorientier-te Person wird wieder zu einem Menschen „wie du und ich". Ach ja, apropos Biografie: Omi Else hat ihr Leben lang schon immer sehr wenig getrunken, aber ihr Kör-per konnte das bis ins hohe Alter tolerieren...

Fallbeispiel 2 – Vati, wo bist du denn?

Ein kleines Seniorenheim: Frau Kerbel ist 87 Jahre alt und steckt in tiefen Depressionen. Sie hat keine Ange-hörigen und kam erst vor drei Monaten aus einem an-deren Heim hierher. Der gesetzlich bestellte Betreuer nimmt seine Aufgaben ohne persönliche Besuche wahr. Frau Kerbel findet nicht mehr alleine in ihr Zim-mer, sie hat keinen Überblick über die aktuelle Tages-zeit und ist auch situativ und zu ihrer eigenen Person desorientiert. Meist sitzt sie im Tagesraum und hat etwas vor sich zu stehen, was ihre unruhigen Hände beruhigen soll. Alte Bücher werden reihenweise in Einzelteile zerlegt, bis die 476 Seiten völlig losgelöst voneinander eine neue Existenz beginnen, die freilich kurze Zeit später im Papierkorb endet. Auch alte Stofftiere bieten so lange Abwechslung, bis sich ihr Innenleben offenbart. Ohne diese Beschäftigungen steht Frau Kerbel immer wieder auf und irrt ziellos im Wohnbereich umher. Dabei ruft sie immer wieder leise: *„Vati, wo bist du denn?"* Schwester Steffi bringt Frau Kerbel wieder zurück an die Kaffeetafel und gibt ihr neues Material, dieses Mal ein Stückchen Schafsfell. Es dürfen keinesfalls zu harte Dinge sein, die Verletzungsgefahr für Frau Kerbel und ihre Mitbewohner wäre zu groß. Das weiß das Pflegepersonal und denkt sich immer wieder etwas Neues aus. Der Tagesraum füllt sich langsam zur Kaffeezeit und auch Besucher kommen. Frau Kerbel ist allerdings immer noch in ihrem *„Vati, wo bist du denn?"* – Modus, auch wenn sie das Schafsfell schon mit ihren Händen „begutachtet". Und da sie diesen Satz ungefähr zehn Mal pro Minute wiederholt, hält es eine Besucherin, die Tochter einer anderen Bewohnerin, nicht mehr aus: *„Frau Kerbel, ihr Vater ist nicht hier. Da können Sie noch so lange rufen, er wird Sie nicht hören." „Nein, nein, er kommt mich ganz sicher besuchen." „Überlegen Sie doch mal. Sie* *sind bestimmt bald 90, da müssten Ihre Eltern ja weit über 100 sein. Und so alt wird niemand. Also geben Sie endlich Ruhe!" „Doch, doch, mein Vati kommt mich besuchen. Vati, wo bist du denn?" „Mensch! Ihr Vater ist schon lange tot! Gestorben!" „Nein! Neieieieiein! Mein Vati kommt mich besuchen!"* Und ein Sturzsee von Tränen ergießt sich über das kleine Schafsfell. Frau Kerbel weint und jammert, was das Zeug hält. Schwester Steffi bekommt das mit und fragt in die Runde, was passiert ist. Sie erhält schnell die wichtige Information vom unangepassten Verhalten der Besucherin und bringt Frau Kerbel erst einmal schnell aus dem „Gefahrenbereich" in ihr Zimmer. Aber beruhigen lässt sich Frau Kerbel lange nicht. *„Mein Vati ist doch nicht tot, oder? Er kommt mich doch noch besuchen, oder?"* In diesem Moment klingelt das Mobiltelefon von Schwester Steffi. Ihr Pflegedienstleiter benötigt eine Information von ihr und fragt, wo sie gerade ist. Sie erklärt ihm kurz die aktuelle Situation und fragt, ob sie etwas später ins Büro kommen könne, da sie sich jetzt wirklich erst um Frau Kerbel kümmern müsse. *„Natürlich, kein Problem. Ach, wissen Sie was, ich komme mal kurz hoch zu Ihnen."* Kurz darauf klopft es an der Tür von Frau Kerbel. *„Vati? Bist du das?"* Der Pflegedienstleiter tritt ein. Und noch einmal hört er die Frage: *„Vati? Bist du das?"* Und zwei scheue Augen blicken ihn ängstlich und doch erwartungsvoll an. Er erkennt die Chance, geht auf sie zu, setzt sich neben Frau Kerbel, nimmt ihre Hand und lächelt ihr zu. Es ist nicht nötig, etwas zu sagen. *„Ach, ist das schön, dass du mich besuchen kommst. Kommst du jetzt öfter?"* Hoffnungsvoll und ruhig liegt Frau Kerbels Blick nun auf ihrem vermeintlichen Vater. *„Ja, das kann ich wohl einrichten. Nicht jeden Tag, aber ich werde in Zukunft öfter mal vorbeischauen."* Frau Kerbel ist überglücklich. Ihre Augen strahlen. *„Nun muss ich aber mit Schwester Steffi noch nach nebenan. Also bis morgen!"* Er drückt die Hände von Frau Kerbel, winkt ihr von der Tür noch einmal kurz zu und verlässt mit Schwester Steffi das Zimmer, die Bewohnerin glücklich wissend. Ab nun geht er immer mal wieder kurz zu ihr. Sie ist jedesmal wie ausgewechselt... Und mit der Tochter der Mitbewohnerin führt der Pflegedienstleiter zeitnah ein Beratungs-/Aufklärungsgespräch.

Mindestens dreierlei Prophylaxen wurden hier angewandt. Haben Sie alle mitbekommen? Da sind die weichen Materialien, die ruhig auch kaputtgehen können, aber eine sehr beruhigende Wirkung auf Frau Kerbel haben, wenn sie diese zerpflücken kann. Das bringt sie weg von ihren wirren Gedanken und vom Grübeln. Ihr Vater hatte sie allein großgezogen, weil ihre Mutter sehr früh starb und er keine neue Beziehung einging.

Die starke Vater-Tochter-Beziehung, die ihr jetziges Dasein prägt, wurde durch den Suizid ihres Vaters noch verstärkt. Ihre ganze Gedankenwelt drehte sich ihr Leben lang nur um den Verlust ihres Vaters. Wie erlösend für sie, dass er dann doch nicht tot war und sie mindestens einmal pro Woche besuchen kam, wenn auch nie am Wochenende... Und was war gleich noch mal die dritte Prophylaxe?

Unglaublich, aber wahr: Nicht jede Prophylaxe muss direkt und unmittelbar mit dem Betroffenen in Berührung kommen. Auch die Beratung und Aufklärung von Familienangehörigen, Pflegepersonal oder, wie hier, einer Besucherin, kann Prophylaxe sein, dass sich eine desorientierte Person „in ihrer Welt" zurechtfindet (Schutz vor Situationen, welche zu eskalierenden Verwirrtheitszuständen und noch stärkerer Desorientierung führen können). Und das ist ganz wichtig – die Betroffenen immer in „ihrer Welt" betrachten! Frau Kerbel ist in „ihrer Welt" orientiert! Wenn sie dort herausgerissen wird, führt dies zu einer umso größeren Desorientierung, nämlich der in zwei Welten! Was nützt es also, wenn Frau Kerbel tatsächlich und in aller Härte bewusst wird, dass sie „ganz allein" ist auf dieser Welt? Wie viel besser ist es, wenn sie von den Besuchen ihres „Vaters" profitiert, dem Pflegepersonal stolz erzählen kann, dass „er" wieder da war und sie einfach glücklich ist. Bitte nicht falsch verstehen! Dieses Fallbeispiel soll keine Aufforderung zum grundsätzlichen Vorspiegeln falscher Tatsachen darstellen. Jede prophylaktische Maßnahme muss stets im engen Kontext mit den tatsächlichen Gegebenheiten, in diesem Fall auch den ganz speziellen biografischen Besonderheiten gesehen werden.

Fallbeispiel 3 – Meinen täglichen Apfel gib mir heute!

Ein kleines Seniorenheim: Frau Petri ist 89 Jahre alt und fragt alle fünf Minuten *„Was hab' ich denn falsch gemacht?"*. Jeder, den sie fragt, sagt ihr das Gleiche: *„Sie haben alles richtig gemacht." „Wirklich?" „Ja."* Fünf Minuten später: *„Was hab' ich denn falsch gemacht?" „Frau Petri, warum denken Sie denn, dass Sie etwas falsch gemacht haben?" „Das darf ich nicht sagen." „Warum denn nicht?" „Ich darf nicht betteln. Das hat meine Mutter mir verboten."* Niemand kann sich einen Reim darauf machen. Keine der Pflegekräfte hat einen Rat. Und täglich das gleiche Spiel. Nur ganz selten ist mal ein Tag dabei, wo Frau Petri glücklich zu sein scheint und auch nicht fragt, was sie falsch gemacht hat. Aber diese Tage kann man an den Fingern einer Hand abzählen.

Die Pflegekräfte vereinbaren mit der Tochter, die auch schon 70 Jahre alt ist, einen Gesprächstermin. Eine Altenpflegerin und eine Betreuungskraft setzen sich mit ihr an einen Tisch und auch Frau Petri ist mit von der Partie. Das Problem wird ganz offen angesprochen. Aber aus Frau Petri ist nicht *mehr* als bisher herauszubekommen und auch die Tochter ist mit dem Verhalten ihrer Mutter überfordert. Sie kann sich nicht daran erinnern, dass ihre Großmutter ihrer Mutter jemals verboten hätte, zu betteln. Und warum auch?!

Einige Wochen später darf Frau Petri ihren 90. Geburtstag im Kreis ihrer Lieben feiern. Extra angereist dazu ist ihr noch zwei Jahre älterer Bruder aus Australien. Frau Petri freut sich sehr darüber, ihre Familie beieinander zu haben und mit ihrem Bruder redet sie besonders angeregt. Und dann kommt es wieder: *„Du Hans, habe ich etwas falsch gemacht?"* *„Nein, Edith."* *„Und warum habe ich dann heute früh keinen…"* Sie beugt sich ans Ohr ihres Bruders und flüstert ganz leise weiter *„… na, du weißt schon."* *„Ach, Edith, meinst du, warum du heute noch keinen Apfel bekommen hast?"* Frau Petri verstummt augenblicklich, aber findet nach ein paar Minuten wieder zu sich. Ihre Tochter hat den Wortwechsel teilweise mitbekommen und nimmt ihren Onkel zur Seite. *„Onkel Hans, was war das da eben mit dem Apfel?"* *„Ach, das ist eine alte*

Geschichte aus unserer Kinderzeit. Deine Mutter hat als Kind immer wahnsinnig gerne Äpfel gemocht. Und sie hat auch jeden Tag zum Frühstück einen Apfel bekommen, liebevoll ausgeschnitten von deiner Oma und in acht Teilen. Aber wenn sie sich mal danebenbenommen hat oder gelogen oder etwas dergleichen, hat sie am nächsten Tag keinen Apfel bekommen. Das war für sie die wohl schlimmste Strafe, die unsere Mutter ihr geben konnte. Und dann hat sie ihr verboten, um einen Apfel zu betteln und darüber zu reden. Ja, so war das. Warum fragst du denn?" Und die Nichte erzählt ihrem Onkel, was keiner sich erklären konnte. Die beiden weihen nun das Pflegepersonal ein, das natürlich sehr skeptisch ist, sich aber darauf einlässt, von nun an zu jedem Frühstück auch einen entkernten, geachtelten Apfel zu servieren. Und – unglaublich, die „Frage" wird nur noch ganz selten gestellt. Und wenn, dann gibt es eben noch einen Apfel, auch am Nachmittag – als Beweis für Frau Petri, dass sie nichts falsch gemacht hat. Und insgesamt bessert sich ihre bis dahin latente Unruhe und sie wirkt viel gelassener als bisher.

Zum Glück gab es hier noch einen Zeitzeugen, wenn er auch nur durch Zufall auf des Rätsels Lösung gekommen ist. Wie wichtig aber die Zusammenarbeit zwischen Angehörigen und Pflegepersonal! Und wie wichtig, einen Lösungs-Versuch zu starten, in diesem Fall

mit einem täglichen Apfel. Und letztlich – welch ver-
blüffend einfaches Mittel, der Frau zu helfen, welche,
durch ihre Erziehung bedingt, solch tief sitzende
Schuldgefühle hatte, die ihr suggerierten, etwas Fal-
sches/Unanständiges gemacht zu haben, nur durch
Nichtreichen eines Apfels zum Frühstück.

Fallbeispiel 4 – Ruf doch mal an!

Sonntagmittag in einem kleinen Seniorenheim: Frau
Kaldis ist 75 Jahre alt und es wurde eine demenzielle
Erkrankung diagnostiziert. Sie ist gerade erst vor einer
Woche eingezogen und findet schon den Weg von ih-
rem Zimmer zum Speisesaal und zurück. „Weitere"
Ausflüge, z.B. in den Garten, traut sie sich nicht zu.
Und außerdem ist es Herbst. Schmuddelwetter und
kalter Wind laden nicht gerade dazu ein. Frau Kaldis
hat schnell Vertrauen zu den Pflegekräften aufgebaut.
Und so weiß sie auch den Schwesternruf richtig zu betätigen. „Piep – piep – piep" – Schwester Melanie
kommt ins Zimmer. *„Na, Frau Kaldis, wie kann ich*
Ihnen helfen?" „Ich habe heute noch nicht mit meiner
Tochter telefoniert." „Möchten Sie jetzt mit ihr telefo-
nieren?" „Ja, aber ohne Telefon?" „Ach ja, das dauert
meist eine Weile. Ehe der Anschluss freigeschaltet
wird, vergehen oft einige Wochen. Aber ich bringe

Ihnen nachher mal das Diensttelefon." – Und schon ist sie wieder fort, die Schwester Melanie. Frau Kaldis sagt noch *"Nein, das geht doch nicht."* Aber die Tür ist schon zu und Schwester Melanie mit ihren Gedanken schon bei der Mittagsmedikation für ihre Bewohner.

Eine Stunde später: Das Mittagessen ist vorbei und nur noch wenige Bewohner sitzen im Speisesaal an ihrem Dessert. Frau Kaldis geht in ihr Zimmer und da kommt auch schon Schwester Melanie und bringt ihr das Telefon. *"Hier, Frau Kaldis, Ihre Tochter ist dran."* – Und schwupp, schon ist sie wieder weg.

Ein weiteres Viertelstündchen vergeht und Schwester Melanie klopft an die Tür von Frau Kaldis, aber hört kein *"Herein!"*. Trotzdem öffnet sie vorsichtig die Tür, da sie ja das Diensttelefon wieder holen muss. Die Bewohnerin sitzt mit dem Telefon in der Hand in ihrem Sessel und schaut irgendwie abwesend drein. *"Alles in Ordnung, Frau Kaldis?" "Ich weiß nicht. Es ist nicht richtig." "Was ist nicht richtig?" "Ich weiß ja nicht, ob das wirklich meine Tochter war, mit der ich gesprochen habe." "Doch, ganz sicher, ich kenne ja ihre Telefonnummer."* Aber die Bewohnerin ist verunsichert und bleibt skeptisch. *"Sie können mir ruhig glauben."* entgegnet ihr Schwester Melanie. – Und weg ist sie wieder, weil der nächste Schwesternruf sie ans andere Ende des langen Flurs lotst. In der Dienstübergabe erzählt Schwester Melanie von dem Vorfall und auch der Spätdienst findet Frau Kaldis noch verunsichert, ja sogar etwas verwirrt, vor. Schwester Bianka ruft noch einmal die Tochter der Bewohnerin an und schildert ihr den Zustand ihrer Mutter. Aber die Angehörige kann sich nicht erinnern, in dem Telefonat etwas erwähnt zu haben, was ihre Mutter hätte aus der Bahn werfen können. Jedoch, dass sie sehr wortkarg war, hat sie schon mitbekommen. Eigentlich kennt sie sie ganz anders. Auf jeden Fall nimmt sie sich vor, ihre Mutter jetzt jeden Tag anzurufen.

Montag, Dienstag, Mittwoch, Donnerstag – immer das gleiche Spiel. Die Tochter ruft an und telefoniert mit ihrer Mutter. Aber ein richtiges Gespräch kommt nicht zustande. Es bleibt weitgehend bei einem Monolog der Tochter. Mehr als ein *„ja"* oder *„nein"* ist kaum zu hören in Zimmer 34. Und die Bewohnerin wird immer wieder in dem bekannten Zustand vorgefunden: *„Es ist nicht richtig. Vielleicht war das gar nicht meine Tochter."* Die Tochter macht sich große Sorgen, aber wenn sie ihre Mutter besucht, ist diese wie ausgewechselt. Sie erzählt und erzählt, fragt nach den Enkeln und verabschiedet sich schließlich in aller Herzlichkeit. Ganz im Gegensatz zu einem Telefonat. – Da gibt es nur ein kühles *„Tschüss"* von ihrer Mutter. Das Pflegepersonal verfolgt den „Fall" nicht weiter und auch die Tochter dringt nicht weiter in sie, um ihr den Grund für das, in ihren Augen sonderbares, Verhalten zu entlocken.

Endlich, nach weiteren zwei Wochen wird der eigene Telefonanschluss für Frau Kaldis freigeschaltet und ihr altes Telefon angeschlossen, welches sie schon jahrelang in ihrem Zuhause genutzt hat. Es ist ein Großtastentelefon, auf welchem das Foto ihrer Tochter abgebildet ist. Freudestrahlend betätigt sie diese Taste und tatsächlich, ihre Tochter ist zu Hause. *„Hallo Mama! Na, das ist ja eine Überraschung! Hast du endlich dein eigenes Telefon wieder?"* „Ja, Engelchen, jetzt ist alles wieder richtig. Stell dir vor, was heute passiert ist! Das glaubst du nicht..." Schwester Melanie kommt gerade an der offenstehenden Zimmertür vorbei und hört diese Worte. Sie glaubt, ihren Ohren nicht zu trauen. Und Frau Kaldis? Die Bewohnerin strahlt über's ganze Gesicht. Und sie erzählt und erzählt und erzählt...

Am nächsten Tag ruft die Tochter Frau Kaldis an. *„Ja?"* *„Hallo Mama! Na, was gibt es Neues bei dir?"* *„Nichts."* *„Aber du wolltest doch einen Ausflug planen."* – Stille. *„Mama? Ist etwas mit dir?"* *„Nein."* ...

immer nur *ein* Wort als Antwort auf eine Frage ihrer Tochter – keine Eigeninitiative, keine Nachfrage.

Die Tochter und das Pflegepersonal setzen sich zusammen und rätseln, wo der Hase im Pfeffer liegt. Denn immer sonntags, wenn Frau Kaldis ihre Tochter anruft oder wenn diese sie besucht, ist alles in bester Ordnung. Aber wenn die Tochter ihre Mutter im Laufe der Woche anklingelt, ist sie kurz angebunden, wie zu einer Fremden – und anschließend verwirrt.

Und endlich bringt es jemand auf den Punkt: Es geht nicht um wochentags oder sonntags. Es geht um…

Na, es ist wohl nicht schwer zu erraten, welches hier die Mittel zur Desorientierungsprophylaxe sind: Erstens natürlich das eigene Telefon. – Ein jahrelang vertrauter Gegenstand, der die Kommunikation zur Tochter ermöglicht. Aber das ist noch nicht alles. Was zudem mit ins Spiel kommt, sind vertraute Abläufe – hier ganz speziell das Telefonieren in <u>eine</u> Richtung! Nur so war sich Frau Kaldis absolut sicher, dass sie mit ihrer Tochter telefonierte und nicht mit irgendjemand anderem. Sie war schon ihr Leben lang ein sehr vorsichtiger Mensch und hatte immer Angst, am Telefon von irgendjemandem betrogen zu werden. Und es war tatsächlich all die letzten Jahre so, dass <u>immer</u> die Mutter ihre Tochter anrief. Und das mit solch einer Regelmä-

ßigkeit, dass man hätte die Uhr danach stellen können. So war es auch nie notwendig, dass mal ein Telefonat in die andere Richtung erfolgte. Und nun, durch die demenzielle Symptomatik verstärkt, kam bei jedem eingehenden Telefonat Misstrauen auf, ob wirklich ihre Tochter sie da anruft oder sie jemand „hinter's Licht führen" wollte.

Etwas intensivere Biografiearbeit hätte hier möglicherweise geholfen, schneller das Aha-Erlebnis zu haben. Intervention wäre dann die Steuerung der ausschließlichen Nutzung des eigenen Telefons und das Vermeiden von eingehenden Anrufen der Tochter. Und das Gedächtnistraining wäre nur die Überwachung und eventuell Erinnerung an den täglichen Anruf...

Fallbeispiel 5 – Der richtige Schlüssel zum Schloss

Wie das so war mit Herrn Scholz, eigentlich wollte er nie fort von zu Hause. Aber es ging einfach nicht mehr. Die Kräfte ließen nach, er schaffte es nicht mehr, sich alleine zu versorgen, nur Eines ließ er nicht zu: den Fortfall des täglichen Spaziergangs, welchen er seit seiner Berentung immer wieder in vollen Zügen genoss. Nun war er schon zehn Jahre in der Seniorenresidenz. Und leider war schon bald nach seinem Einzug eine sich langsam entwickelnde, aber stetig fortschreitende, Demenz bescheinigt worden. Im täglichen Leben machte sich das zunächst kaum bemerkbar. Aber schließlich reduzierte sich sein selbst strukturierter Tagesablauf auf die Mahlzeiten und seinen Spaziergang. Es lief immer gleich ab: Er klingelt nach der Schwester. *„Ja, Herr Scholz, Sie wünschen?"* „Ich *möchte rausgehen." „Na, dann helfe ich Ihnen mal in die Jacke."* Gesagt – getan. *„Nehmen Sie einen Schirm mit. Es könnte regnen." „Danke, das tue ich."* Herr Scholz schließt hinter sich die Zimmertür, hält den Transponder ans Türschloss, lässt es piepsen und dreht den Riegel herum. Dann testet er noch einmal, ob die Tür zu öffnen geht. – Alles in bester Ordnung, sie ist fest verschlossen... Nach dem Spaziergang, der schon mal drei Stunden dauern kann, das gleiche Spiel in umgekehrter Richtung: Den Transponder ans Schloss gehalten, gepiepst und die Tür geöffnet. Jetzt nach der Schwester gerufen und sich aus der Jacke helfen lassen...

Eines Tages ruft Herr Scholz zwar die Schwester und lässt sich beim Anziehen helfen, aber bald ruft er sie wieder, um sich beim Ausziehen helfen zu lassen. *„Na heute sind Sie aber schnell wieder da. Waren Sie überhaupt unterwegs?"* Er bleibt die Antwort schuldig. So geht das nun Tag für Tag. Und schließlich bleibt Herr

Scholz ganz und gar in seinem Zimmer und unternimmt gar keine Anstalten, einen Spaziergang anzupeilen. Und endlich – die Pflegekräfte bekommen mit, dass etwas ganz und gar nicht stimmen kann. Seine Spaziergänge, sein Lebenselixier, sein ein und alles – was war los? Die für ihn zuständige Betreuungskraft nimmt sich mal richtig Zeit für ihn. *„Herr Scholz, Sie waren doch immer so gerne an der frischen Luft. Wollen wir nicht mal zusammen rausgehen?" „Ja, das wäre sehr nett."* Sie verlassen gemeinsam das Zimmer. Ehe Herr Scholz dazu kommt, verschließt die Betreuungskraft mit ihrem General-Transponder das Schloss und möchte mit ihm losziehen. *„Einen Moment bitte noch, Schwester."* Er drückt die Klinke nach unten. – Alles in Ordnung. *„Nun können wir gehen."* Beim Spaziergang vertiefen die beiden sich in ein sehr aufschlussreiches Gespräch.

Herr Scholz erzählt aus seinem Leben und von seinen Ängsten und, und, und... Und Frau Stoltmann glaubt, nein, eigentlich ist sie sich hundertprozentig sicher, die Ursache ergründet zu haben, warum Herr Scholz sich zurückgezogen hat und auf seine Spaziergänge verzichtet.

Ein paar Tage später: Herr Scholz geht freudestrahlend, wieder völlig selbstständig, nach draußen und genießt sichtlich seine geliebten Spaziergänge. Er lebt förmlich auf. Alles ist wieder in bester Ordnung. Er hat seinen Rhythmus wiedergefunden.

Was war passiert? Ganz einfach, es war hervorragende Biografiearbeit geleistet worden, wobei sich herausstellte, dass Herr Scholz nicht mehr in der Lage war, den Transponder zu bedienen. Er bekam das zwar mit, aber nicht auf die Reihe. Und – es war ihm peinlich, dies zugeben zu müssen. So sagte er es Frau Stoltmann „ganz im Vertrauen". Und das Zimmer einfach unverschlossen lassen? – Nein, das ging schon gar nicht. Als Kind hatte er mal vergessen, die Wohnungstür abzuschließen. Es kam, wie es kommen musste. Als seine Mutter von der Arbeit nach Hause zurückkehrte, war alles ausgeräumt. Der Familienschmuck, Bargeld (und das war damals das gesamte Vermögen der Familie, weil seine Mutter kein Vertrauen zu den Banken hatte) und alles, was nicht niet- und nagelfest war. Über die damalige Bestrafung mochte Herr Scholz nicht reden, aber seither hatte er seine Wohnung nie wieder <u>nicht</u> abgeschlossen verlassen (Biografie). Frau Stoltmann hatte nur folgerichtig gehandelt, dass sie ein Auswechseln des Transponderschlosses gegen ein ganz normales Türschloss veranlasst hatte (Intervention). Bingo! Herr Scholz konnte seine Tür wieder auf- und abschließen. Und zusätzlich wurde das täglich mehrfach geübt

(Gedächtnistraining). Er musste sich nicht mehr verste-
cken, sich nicht schämen und vor allem – nicht mehr
auf seine geliebten Spaziergänge verzichten.

Fallbeispiel 6 – Ich geh denn mal zu Mutti

Frau Storkow, bereits auf die 100 zugehend und für ihr
Alter körperlich noch ganz gut beieinander, lebt in einer kleinen stationären Pflegeeinrichtung, direkt an einer 30er-Zone. Sie ist von zierlicher Gestalt, fast drah-
tig, hat ein schmales Gesicht und spricht ziemlich laut,
da sie doch extrem schwerhörig ist. Der größte Wer-
mutstropfen aber ist ihre demenzielle Grunderkran-
kung. Wenn man ihr ins linke Ohr brüllt, kann sie einen
manchmal verstehen. Es ist tatsächlich ein Gespräch
möglich. Aber es geht meist nur in eine Richtung. Auch
lesen kann Frau Storkow noch. So greift das Pflegepersonal manchmal zu Stift und Zettel, um ihr etwas mitzuteilen. Frau Storkow liest dann laut den Text vor,
aber geht überhaupt nicht darauf ein. Zum Beispiel
könnte da geschrieben stehen: *„Es gibt gleich Mittag."*
Die Äußerung wäre dann vielleicht: *„Mittag – Ja, ja,*
das kenne ich, haben wir früher auch immer gemacht."
Und was dann möglicherweise folgt, auf jeden Fall
aber mehrmals täglich von ihr „gelebt", ja „zelebriert"
wird, ist ihr Besuch bei ihrer Mutti. *„Ich geh denn mal*
zu Mutti." Sie schreitet an ihrem Rollator zielstrebig

nach draußen und kommt nach ein paar Minuten oder auch ein paar paar paar Minuten wieder zurück, glücklich, bei ihrer Mutti gewesen zu sein. Zwischendurch kommen ihr dann immer mal Zweifel, ob es denn Mutti auch gut geht, was sie auch lautstark formuliert. Aber schon ist sie wieder auf dem Besuchstrip. *„Ich geh denn mal zu Mutti."* Die Pflege- und Betreuungskräfte lassen sie gewähren. Sie wissen – eine solch starke Bindung zu einem Elternteil muss biografische Wurzeln haben, die ganz festsitzen. Sie wissen – es würde Frau Storkow nicht helfen, ihr die Realität zu eröffnen. Ihre Mutter müsste ja schließlich weit über 100 sein, wenn sie denn noch leben würde. Sie wissen, Frau Storkow kehrt immer wieder zurück. Sie findet vielleicht nicht den Weg zu ihrer Mutti, aber doch immer wieder „heim ins Heim". Und eine positive Komponente hat das Ganze noch zusätzlich: Bewegung an der frischen Luft hält gesund. Da tut Frau Storkow alles selbst, um keine Kontrakturen und keine Lungenentzündung zu bekommen. Und ihr Tagesablauf ist *in ihren Augen*, in „ihrer Welt", geregelt und strukturiert.

Einfach genial, wie sich Frau Storkow, trotz ihrer ausgeprägten Demenz, in ihrer näheren Umgebung zurechtfindet. Sie kennt den Weg von ihrem Zimmer zum Speisesaal, findet zur Haustür raus, einige hundert Meter auf dem Bürgersteig an der Straße entlang und immer zurück. Die räumliche Orientierung in nächster Umgebung zu ihrer Wohnung ist also intakt. Auch kann sie etwas mit Tag und Nacht, Frühstück, Mittag und Abendbrot anfangen. Aber die Orientierung zur Person und Situation ist durch die Demenz äußerst stark in Mitleidenschaft gezogen. Ist es nun um jeden Preis der Welt erforderlich, ihr „beizubiegen", dass ihre Mutti schon lange nicht mehr unter den Lebenden weilt? Ganz sicher nicht. Auch hier: Wir als „voll orientierte Menschen" müssen wohl heftig umdenken, um jemanden auch nur ansatzweise zu verstehen, der in einer „anderen Welt" lebt, die für ihn aber „real" ist!

Deshalb: Größte Vorsicht, wenn wir „ihnen" „unsere Wahrheit" nahebringen wollen! Häufig ist es viel besser für die Betroffenen, sich in „ihre Welt" hineinzudenken und sich auf „ihre Gedanken" einzulassen.

Also, einfach mal nachfragen bei Frau Storkow, ob mit ihrer Mutti alles in Ordnung ist. Dann gibt es mindestens einen glücklichen Menschen mehr auf dieser Welt.

Ganz sicher würde Frau Storkow sich mit der „echten Realität" nicht anfreunden können, vielleicht sogar an ihr zerbrechen. Daher ist in diesem speziellen Fall die Prophylaxe der Wahl, um Frau Storkow weiterhin ganz bewusst „ihre eigene" Tagesstruktur zu ermöglichen, sie einfach in „ihrem Glauben", in „ihrer Welt", zu be-

lassen und keinesfalls daran zu rütteln. Dort ist sie „in ihrem Sinne" orientiert, dort ist sie glücklich, dort darf sie's sein.

Fallbeispiel 7 – Ordnung ist das halbe Leben

Das Bereitschaftshandy klingelt. *„Hausmann, Pflegedienst >>HEART-2-HEART<<, guten Morgen."* Am anderen Ende ist die Pflegedienstleitung zu hören. *„Guten Morgen, Frau Hausmann. Es tut mir leid, aber wir haben einen unerwarteten Krankheitsfall. Ich muss Sie bitten, einzuspringen und die Tour 7 zu übernehmen. Ich weiß, dass Sie dort noch nicht eingesetzt waren, aber Sie kriegen das schon hin. Und seien Sie bitte unbedingt pünktlich bei Frau Zarastro. Sie legt größten Wert darauf. Und vergessen Sie nicht, den Hausschlüssel mitzunehmen – sie kann nicht selbst öffnen..."*

Frau Hausmann schwingt sich auf's Fahrrad und fährt zur nahegelegenen Sozialstation. Zehn Minuten später hält sie den Autoschlüssel des Dienstwagens und den Tourenplan in ihren Händen.

Frau Zarastro muss pünktlich um 08:00 Uhr versorgt werden. Sie ist die Erste in dieser Tour. Frau Hausmann kennt diese Klientin noch nicht, hat aber leider keine Zeit mehr, sich die Pflegeplanung durchzusehen, wenn sie pünktlich sein möchte. Und was genau zu tun ist, sagt ihr Frau Zarastro selbst, laut Kurz-Info in der Bemerkungsspalte. Also – los geht's...

Punkt 08:00 Uhr steht die Hauspflegerin vor der riesigen, nur durch Frau Zarastro bewohnten, Villa. Frau Hausmann sucht vergebens nach einer Klingel an der Tür. So nimmt sie den Schlüssel und tritt ins Haus ein.

Und schon ergießt sich ein Redeschwall über sie. *„Wie oft habe ich Ihnen schon gesagt, dass Sie erst klingeln sollen, ehe Sie die Tür aufschließen, Frau Birkel! Auch, wenn ich nicht öffnen kann, will ich es doch vorher wissen, wenn jemand ins Haus kommt. Wissen Sie, wie ich mich erschrocken habe?!!!" „Oh, entschuldigen Sie bitte, aber ich bin nicht Frau Birkel, sondern Frau Hausmann. Und ich habe keine Klingel an der Haustür gefunden." „Ja, dann machen Sie Ihre Augen auf. Die ist ja auch an der Straße, wo Sie das Grundstück betreten. Wie ist denn Ihr Name?" „Frau Hausmann." „Und wie spät ist es jetzt?" „Eine Minute nach acht." „Na ja, wenigstens pünktlich sind Sie. Das klappt ja auch nicht immer. Und dann muss ich stundenlang warten und habe keine Ahnung, ob es schon Mittag ist und Sie mich vergessen haben." „Ich würde ganz gewiss bei Ihnen anrufen, wenn ich mich verspäte. Aber weshalb*

wissen Sie denn nicht, wie spät es ist?" „Na, Sie wissen
ja toll Bescheid über mich. Ich kann kaum noch etwas
sehen." „Das tut mir wirklich leid. Und Entschuldigung,
dass ich nicht besser über Sie informiert bin, aber ich
musste heute ganz plötzlich in dieser Tour einspringen
und hatte keine Zeit mehr, nachzulesen. Und hier steht
auch, dass Sie mir genau sagen, was zu tun ist." „Ach
so? Na, dann schauen Sie erst einmal, ob alles seine
Ordnung hat hier." „Und was genau?"* Frau Hausmann
blickt forschend um sich und sieht einen Sessel, wo
alle Kleidungsstücke ordentlich übereinanderliegen.
Auch die Fernbedienung vom Fernseher liegt dort
ganz akkurat, ein Schuhanzieher und das schnurlose
Telefon.

*„Also, steckt das Telefon in der Ladestation auf dem
kleinen Beistelltischchen? Liegt der Schuhanzieher auf
dem Sessel, an der Rückenlehne? Liegt die Fernbedienung vor dem Fernseher, genau in der Mitte, mit den
Tasten nach oben?"* Frau Hausmann ordnet sofort alles wunschgemäß. *„Ja, alles hat seine Ordnung."* Und
schon geht's weiter: *„Die Hose gehört auf die rechte
Armlehne vom Sessel, die Strümpfe darüber, der Pullover auf die Rückenlehne und das Unterhemd da drauf,
die Unterhose auf die linke Armlehne und der BH darüber." „Habe ich gerichtet." „Na, dann ist es ja gut. Ich
weiß nie, ob alles an seinem Fleck liegt und sollte mei-*

ne Tochter mich mal überraschend besuchen, wundert sie sich bestimmt, dass da das Unterhemd irgendwo liegt und ich nur den Pullover anhabe, nur, weil ich das Hemd nicht gefunden habe. Sie denkt dann, ich bin verrückt, aber ich brauche doch nur alles an seinem Fleck. Sonst komme ich nicht zurecht." „Was darf ich noch für Sie tun?" „Na lüften Sie kurz. Frische Luft ist wichtig, wissen Sie?" Frau Hausmann erklärt der alten Dame alles, was sie tut und kommt auch nebenher noch mit ihr ins Gespräch. *„Wie häufig kommt Ihre Tochter Sie denn besuchen?"* „Sie wohnt weit weg und wir telefonieren immer mal, aber wenn sie Zeit hat, wird sie kommen." – Frau Zarastro weicht der konkreten Frage aus, was Frau Hausmann auffällt und sie hakt noch einmal vorsichtig nach. *„Wann war sie denn das letzte Mal hier?"* „Na, das ist wohl schon über ein Jahr her, aber sie hat immer so viel zu tun, dass sie es noch nicht einrichten konnte. Wie spät ist es denn? Ich kann die Uhrzeit einfach nicht mehr erkennen, wissen Sie? Und es muss doch alles am rechten Fleck stehen, damit ich mich zurechtfinde." *„Ja, das verstehe ich. – So, jetzt liegt alles so, wie Sie es wünschen."* Frau Hausmann bemerkt, dass Frau Zarastro einiges wiederholt und reimt sich zusammen, dass da noch mehr an Erkrankungen sein muss, als die starke Sehschwäche. *„Es ist jetzt genau 08:15 Uhr. Sagen Sie, kennen*

Sie denn diese Armbanduhren, die Ihnen die Zeit ansa-
gen?" „So etwas gibt es?" „Aber ja, meine Tante hat
auch solch eine Uhr. Sie ist völlig blind, aber dank die-
ser Uhr weiß sie immer genau, wie spät es ist." „Und
wo gibt es sowas?" „Na, in jedem Uhrenladen mit et-
was größerer Auswahl." „Das wäre ja toll. Ich kann
aber nicht meine Tochter mit dem Kauf beauftragen.
Sie soll das nicht wissen, dass es mir so schlecht geht.
Können Sie nicht vielleicht solch eine Uhr besorgen?"
Frau Hausmann willigt ein, ihre Leitung zu fragen.
„Und was kann ich sonst noch für Sie tun?" „Bereiten
Sie mir heute zum Frühstück bitte ein halbes Brötchen
mit Erdbeerkonfitüre und ein halbes mit Mettwurst."
„Und welche Hälfte soll auf dem Teller links liegen und
welche rechts?" „Na, nach dem Alphabet. Also
„E"rdbeerkonfitüre links und „M"ettwurst rechts. So
merke ich mir immer alles." „Ja, so mache ich das."
Und wieder erklärt Frau Hausmann alles, was sie gerade macht. *„Das gefällt mir, dass Sie mir genau sagen,*
was Sie tun. Ich kann doch kaum noch etwas erkennen,
wissen Sie?" Frau Hausmann wird immer klarer, dass
hier wohl auch eine Demenz als Diagnose zu finden
sein wird. Nach Abschluss ihrer Tour informiert sie
sich. Und – sie lag nicht verkehrt. Neben einer Maku-
ladegeneration ist auch eine Demenz bescheinigt. Und
in der Biografie findet sie, dass die einzige Tochter von

Frau Zarastro vor über zehn Jahren verstorben ist. Sie steht unter Betreuung, konnte aber bis dato immer noch allein in ihrer Villa leben. Anscheinend will sie den Tod ihrer Tochter nicht wahrhaben und versucht geschickt, ihre Desorientiertheit zu überspielen.

Aber mit ein paar kleinen Maßnahmen wird etwas mehr Ordnung ins Leben der Frau Zarastro gebracht:

- Ihr Betreuer erhält ein Beratungsgespräch und stimmt dem Kauf einer „sprechenden Armbanduhr" und eines „sprechenden Weckers" zu. – Frau Zarastro blüht förmlich auf, da sie nun niemanden mehr nach der Uhrzeit zu fragen braucht und immer genau weiß, wie spät es ist...

- In der Pflegeplanung wird vermerkt, dass die Klingel am Gartenzaun zu finden ist und IMMER zu betätigen ist, bevor man das Haus betritt. – Frau Zarastro ist nun jedes Mal darauf vorbereitet, dass gleich jemand vom Pflegedienst das Haus betritt...

- Weiterhin ist genau vermerkt, an welcher Stelle welche Gegenstände bzw. Kleidungsstücke zu liegen haben. – Frau Zarastro bedankt sich immer wieder für die wunderbare Ordnung, die nun herrscht...

- Es gibt sogar eine kleine Skizze von der Wohnung,

damit die Stühle auch immer an der gleichen Stelle stehen. – Frau Zarastro findet sich damit nun super zurecht und ohne Schwierigkeiten tastet sie sich mehr oder weniger durch ihre Wohnung, von Möbelstück zu Möbelstück...

- Jeder vom Pflegepersonal ist angehalten, Frau Zarastro jeden Handgriff zu erläutern, der in ihrem Haushalt durchgeführt wird. – Sie lauscht jeden Tag ganz gespannt jedem Wort, auch, wenn es jeden Tag der gleiche Ablauf ist. Aber genau das beruhigt sie und gibt ihr Orientierung...

- Und auf ihre (verstorbene) Tochter wird in keinerlei Weise Bezug genommen. – Frau Zarastro selbst vermeidet auch dieses Thema. Sie ist zwar diesbezüglich weiterhin offenbar desorientiert, aber würde es nicht begreifen können und möglicherweise daran zerbrechen, wenn sie mit der Realität, dem tatsächlichen Tod ihrer Tochter konfrontiert würde...

Die eigentlichen prophylaktischen Hilfsmittel für die arme, fast erblindete Frau, sind schnell aufgezählt: Sicherheit vermitteln durch Freundlichkeit, eine exakte Pflegeplanung und in Konsequenz dessen auch deren Ausführung, Einhalten von Regeln (immer klingeln), Ordnung, Kommunikation (alle Abläufe erklären), Beratung der Klientin und des Betreuers, Beschaffen klei-

ner technische Hilfsmittel/Orientierungshilfen (spre-chende Uhren), das Reizthema „verstorbene Tochter" nicht ansprechen. Zumindest die räumlichen und zeitlichen Orientierungsprobleme für Frau Zarastro sind Geschichte – „Fall gelöst".

Fallbeispiel 8 – Krankenschwester mit Leib und Seele

Frau Stöger (87 Jahre), die ihr Leben lang hingebungsvoll als Krankenschwester gearbeitet hatte, ist von einer schweren Demenz betroffen. Ihre Versorgung in dem kleinen Seniorenheim geht relativ problemlos vonstatten. Sie lässt sich gut führen, ganz besonders, wenn man sie mit *„Schwester Ilse"* anspricht. Das scheint Lebensgeister in ihr zu wecken. Sie hatte ihren Beruf mit Leib und Seele ausgeübt, wie Bekannte von ihr zu berichten wissen. Familie hat sie keine. Und da sie selbst sich fast nur noch durch ein Ja oder Nein auf eine entsprechende Frage äußern kann, sieht ihre Biografie dementsprechend minimalistisch aus.

Am Tagesgeschehen nimmt Schwester Ilse nur teil, wenn sie dazugerufen wird. So ist sie, meist passiv, dabei, wenn gespielt, gesungen oder eine 10 Minuten-Aktivierung durchgeführt wird. Abends allerdings, beginnt sie regelmäßig, im Wohnbereich umherzulaufen.

Die Pflegekräfte können sie noch so häufig zu Bett bringen, ehe nicht ringsherum Ruhe einkehrt, ist auch sie nicht dazu zu bewegen. Und noch eins: Wenn sie dann endlich doch in ihrem Bett liegt, so ist dies nicht von Dauer. Sie steht auf und läuft immer wieder den Flur auf und ab. Am Tage ist sie dann übermäßig müde und entsprechend weniger aufnahmefähig.

Es ist wieder einmal abends. *„Kommen Sie, Schwester Ilse, ich bringe Sie in Ihr Zimmer." „Aber, aber, ich..."* leider fehlen ihr die Worte und der Pfleger bekommt nicht heraus, was ihr fehlt oder sie quält. Aber irgendetwas beunruhigt sie und treibt sie umher. *„Na, kommen Sie mit, Sie können mir helfen." „Ja."* – Ein Leuchten geht über ihr Gesicht, was dem Pfleger nicht entgeht. Er überlegt noch, welche kleine Aufgabe er ihr geben könnte, da fällt ihm etwas ein. Im Nebenzimmer ist eine Dame, deren Beine tagsüber mit elastischen Binden gewickelt werden. Diese müssen sorgfältig wieder aufgerollt werden, um sie am nächsten Morgen wieder nutzen zu können. *„Wollen Sie mir helfen, die Binden aufzuwickeln?" „Ja."* – Und wieder hell leuchtende Augen. Die beiden setzen sich im Flur auf eine Couch und jeder wickelt eine Binde auf. Und der Pfleger ist bass erstaunt. - Die Binde von Schwester Ilse ist, wenn auch nicht hundertprozentig akkurat, so doch sehr ordentlich aufgewickelt. Und Schwester Ilse überreicht sie ihm. Er bedankt sich und wieder strahlt sie über's ganze Gesicht. Da noch zwei Binden da sind, überlässt er ihr diese und versorgt die anderen Bewohner. Zwischendurch schaut er im Flur immer wieder kurz, ob alles beim Rechten ist. Und als er mit allem fertig ist, sieht er Schwester Ilse auf der Couch liegen und schlafen. Der Nachtdienst kommt gerade und beide beschließen, Schwester Ilse nur zuzudecken und wenn sie dabei nicht wach wird, dort schlafen zu lassen. Gesagt, getan. Und – sie schläft durch bis zum nächsten Morgen. Ab nun wickelt Schwester Ilse jeden Abend Binden auf und wird dann auf die Couch im Wohnbereichsflur schlafen gelegt. Und – sie schläft jede Nacht durch, ohne jegliche weitere Zuatzmedikation. Ihr abendliches und nächtliches Herumirren gehört der Vergangenheit an…

Was ist passiert? Die Pflegekräfte diskutieren die Entwicklung, die Frau Stöger genommen hat und kommen zu einem interessanten Schluss: Das Einzige, was sie aus ihrer Biografie sicher wissen – Schwester Ilse hat ihren Beruf aus Berufung ausgeführt und sich selbstlos dafür aufgeopfert. Und so mutmaßen sie, dass ihr Herumirren Ausdruck dessen war, dass sie noch nicht zufrieden war mit dem, was sie an diesem Tag geschafft hatte. Ihr fehlte irgendeine Art Bestätigung, die sie mit innerer Zufriedenheit erfüllte. Durch das Bin-

denaufwickeln und das Lob dafür, welches sie nun je-
den Abend bekam, fand sie diese Bestätigung und
konnte den Tag beruhigt „loslassen". Ein zwischenzeit-
licher Versuch, sie doch in ihrem Bett, in ihrem Zimmer,
schlafen zu lassen, schlug fehl. So wurde weiterhin
spekuliert, dass sie ihr Leben lang vielleicht nie in ei-
nem Bett geschlafen hat, sondern jeden Abend nach
der Arbeit nur noch todmüde auf ihre Couch fiel. Wie
gesagt, blanke Spekulation, aber im Bereich des Mög-
lichen. Auf jeden Fall wurden, wenn auch eher zufällig,
prophylaktische Maßnahmen gefunden, die ihr noch
einige Jahre ein glücklicheres Einschlafen und Durch-
schlafen und damit mehr Lebensqualität ermöglichten.

Fallbeispiel 9 – Weniger ist mehr

„Hallo, Frau Mosel. Dann wollen wir mal noch überle-
gen, was es morgen für Sie zu essen geben soll. Einver-
standen?" Die 75-jährige Patientin, welche neben ihrer Oberschenkelfraktur, weswegen sie im Krankenhaus weilt, an Demenz erkrankt ist, sitzt in ihrem
Zimmer, vor ihrem Mittagsteller. Sie schaut kurz hoch
zu Schwester Lilly, die ihr kurz an die Schulter getippt
hat und nun schreibbereit neben ihr steht. *„Also, wol-*
len Sie zum Frühstück Brötchen, Mischbrot, Vollkorn-
brot, Toastbrot oder Knäckebrot?" Man sieht förmlich,

wie es in Frau Mosels Kopf rotiert, sie aber nicht in der Lage ist, die Gedanken zu ordnen. Und schließlich formen ihre Lippen ein *„Ja, aber ich weiß gar nicht, was ich hier soll. Ich wollte doch gar nicht hier hin."*. *„Was? - Ja. Also Sie sind hier im Krankenhaus, weil Sie sich das Bein gebrochen haben. Und ich möchte jetzt nur wissen, was Sie morgen frühstücken wollen."* *„Na, Erdbeermarmelade, wie immer. Aber ich weiß ja nicht, ob ich das hier bestellen kann."* Schwester Lilly stuft die Frage als rhetorisch ein und ignoriert sie. *„Soll die Erdbeermarmelade auf eine Schnitte oder ein Brötchen?"* *„Nein."* *„Wie? – Nein."* Frau Mosel wiederholt: *„Nein. Ich weiß doch gar nicht, was ich hier soll und ob ich morgen noch hier bin."* Jetzt steckt sie erst einmal einen vollen Löffel Milchreis in ihren Mund. *„Ja, Sie sind morgen ganz sicher noch hier. Wollen Sie die Erdbeermarmelade zum Frühstück auch löffeln?"* Jetzt protestiert Frau Mosel: *„Nein! Die gibt es doch immer auf Toastbrot. Ich habe die schon als Kind immer auf Toastbrot gegessen. Oma hat die Erdbeermarmelade selbst gemacht..."* *„Ja, gut, das können Sie mir ein anderes Mal erzählen. Also Toastbrot mit Erdbeermarmelade?"* *„Oh ja, da freue ich mich schon drauf. Geht das hier wirklich zu bestellen? Wir sind doch im Krankenhaus, oder?."* *„Sonst würde ich ja nicht fragen. Und was wollen Sie zu Mittag essen? Rindergulasch, Kartof-*

feln und Rotkohl oder Hefeklöße mit Blaubeeren?" Die Patientin ist in Gedanken immer noch bei der Erdbeermarmelade und zudem hat sie auch ihren Mittagsteller noch nicht geleert. *„Man muss immer alles aufessen, wissen Sie?"* und wieder verschwindet ein voller Löffel mit Milchreis in ihrem Mund. Schwester Lilly gibt ihr recht: *„Ja, wenn Sie meinen. Aber nun wieder zum morgigen Mittag. Was soll ich für Sie ankreuzen?"* *„Was haben Sie denn zur Auswahl und geht das auch wirklich zu bestellen? Wir sind doch hier im Krankenhaus."* Schwester Lilly verzweifelt fast. Frisch ausgelernt, hatte sie bisher noch nie mit einer dementen, offensichtlich auch desorientierten, Patientin zu tun und leider weiß sie auch nur über die Fraktur Bescheid. Sie versucht es mit anderen Worten: *„Essen Sie gerne Hefeklöße?"* *„Eigentlich ja, warum?"* *„Und essen Sie gerne Rindergulasch?"* *„Ja! Aber passt das denn zusammen – Hefeklöße und Gulasch?"* Schwester Lilly stöhnt. Sie hat den leisen Verdacht, dass Frau Mosel sie zum Narren hält, beugt sich von der Seite zu ihr herab und schaut ihr tief in die Augen. Da diese ihrem Blick nicht standhalten können und irgendwo anders ein Ziel suchen, dieses dann aber auch nicht fixiert wird, sieht sie sich jedoch nicht unbedingt bestätigt darin. *„Essen Sie gerne Blaubeeren?"* *„Nein, gar nicht, aber nur, weil die mir mal meine weiße Lieblingsbluse*

verfärbt haben. Muss ich jetzt die Blaubeeren neh-
men? Ich weiß doch gar nicht, was ich hier soll." „Sie
sind doch hier im Krankenhaus, weil Sie sich Ihr Bein
gebrochen haben. Darf ich dann für morgen Mittag für
Sie Rindergulasch bestellen?" „Das Bein tut mir aber
gar nicht weh." „Das wurde ja auch schon operiert.
Also, darf ich dann für morgen Mittag für Sie Rindergu-
lasch bestellen?" „Ja." „Und Kartoffeln?" „Ja." „Und
Rotkohl?" „Ja." ‚Na, warum denn nicht gleich so.'
denkt Schwester Lilly. So langsam merkt sie, wie sie
mit Frau Mosel umgehen muss, die sich weiter ausgie-
big um ihren Milchreis kümmert. Und nun kommt
Schwester Lilly von ihrer Ausbildung her das Krankheitsbild der Demenz in den Sinn kommt. Sie schwenkt
um: *„Frau Mosel, essen Sie ruhig erst Ihren Milchreis*
auf. Ich komme gleich wieder." Und nun beobachtet
sie ihre Patientin aus dem Augenwinkel, während sie
sich einer anderen Sache widmet. Als Frau Mosels Teller leer ist und sie sich gemütlich zurücklehnt und ent-
spannt, kommt Schwester Lilly nochmals auf sie zu,
setzt sich direkt ihr gegenüber hin und schaut ihr auf
gleicher Höhe in die Augen. *„Hat es Ihnen denn ge-*
schmeckt, Frau Mosel?" „Danke, ja, sehr gut." „Ich ha-
be noch eine Frage, darf ich sie Ihnen stellen?" „Ja,
gerne." Und Frau Mosel schaut erwartungsvoll zu
Schwester Lilly. *„Gibt es etwas, das Sie besonders ger-*

ne zum Abendbrot essen?" Frau Mosel überlegt kurz. *„Käsebrot. Das habe ich schon immer als Kind gern gegessen."* „Das werden wir gerne für Sie vorbereiten."* *„Oh, das hätte ich nicht gedacht, von einem Krankenhaus, dass man hier seine Lieblingsspeisen bekommt."* *„Und was trinken Sie gerne zum Abendbrot?"* „Kann ich mir denn auch das aussuchen?"* Verunsichert versucht Frau Mosel, einen bestätigenden Blick von Schwester Lilly zu erhaschen. Diese lächelt sie freundlich an. *„Natürlich."* Aber in Gedanken fragt sie sich, was sie denn jetzt antwortet, wenn sie schon immer ein Glas Champagner zum Abendbrot getrunken hat. Aber sie wird erlöst und kann erleichtert aufatmen: *„Ich trinke zu gern heißen Kakao. Aber ich glaube nicht, dass es den im Krankenhaus gibt."* „Sie sind doch hier, um gesund zu werden. Und da bekommen Sie natürlich auch Kakao."* Frau Mosels Augen werden immer größer. *„Aber wie komme ich denn wieder nach Hause, wenn ich gesund bin? Stimmt das auch, dass ich hier im Krankenhaus bin?"* Und sie schaut sich, schon fast ängstlich, in ihrem Zimmer um. *„Da sind doch keine anderen Patienten!"* „Machen Sie sich keine Sorgen, Frau Mosel. Ihre Zimmernachbarin wird gerade operiert, deswegen sind Sie im Moment alleine hier. Und wenn Sie richtig gesund sind, kommen Sie wieder nach Hause."* In diesem Moment öffnet sich die

Zimmertür und eine junge Frau wird hereingefahren. „So langsam fang ich an, Ihnen zu glauben. Aber ich komm doch nach Hause, wenn ich wieder gesund bin?" „Freilich. Und damit Sie sich auch hier wie zu Hause fühlen, kriegen Sie sogar Ihr Lieblingsessen."

„Oh, das ist aber nett. Ich glaube, es gefällt mir hier ganz gut…"

Als suboptimal könnte man den Beginn der kleinen Geschichte, sehr gelinde ausgedrückt, einstufen. Eine Krankenschwester, die nur mal eben die Essensabfrage für den nächsten Tag vornimmt und keinerlei Informationen hat, dass die Patientin neben ihrer Fraktur auch an einer Demenz leidet, dass sie, zumindest örtlich und situativ, desorientiert ist und aufgrund dessen doch einer „Sonderbehandlung" bedarf.

Was hätte Schwester Lilly vermeiden können? – Sie hat Frau Mosel ständig durch viel zu viele Informationen völlig überfordert, wodurch diese sich immer unsicherer fühlte und die Desorientierung noch deutlich zunahm. Die Reizüberflutung war einfach enorm für Frau Mosel: fremde Umgebung, das Mittag aufessen müssen (selbst auferlegter Zwang), ganz sicher auch eine Geräuschkulisse, die permanenten Fragen der Krankenschwester, das Bewusstsein, nicht zu wissen, was passiert ist und gerade passiert… Zudem wurde Frau

Mosel von der Seite und oben herab angesprochen. Ein Blickkontakt war nicht möglich. Frau Mosel sollte sich plötzlich auf jemand anderen verlassen...

Aber dann hat die Krankenschwester ja noch die Kurve gekriegt. Und was sollte man nun besonders beachten, um der Desorientierung keinen Vorschub zu gewähren? – Einfach Zeit geben zur Orientierung. Niemals zwei Dinge gleichzeitig verlangen, wie z.B. Mittag essen und auf Fragen antworten. Frau Mosel war erstens noch mit dem Mittagessen beschäftigt und zweitens kreisten ihre Gedanken um den Krankenhausaufenthalt. Weiterhin sollte man niemals Fragen stellen, die eine zu hohe Gedächtnisleistung verlangen, wie z.B. „Rindergulasch, Kartoffeln und Rotkohl oder Hefeklöße mit Blaubeeren?" Da hatte Frau Mosel ja schon bei den Hefeklößen wieder den Rindergulasch vergessen!

Also: Im Extremfall immer nur _eine_ Entscheidungsfrage stellen, auch, wenn man dann mehrere Fragen stellen muss, um zu einem akzeptablen Ergebnis zu kommen.

Weiterhin wichtig: Auf Augenhöhe miteinander kommunizieren, mit direktem Blickkontakt.

Und – Frau Mosel musste unbedingt ernst genommen und ihre Fragen beantwortet werden. Sie musste aufgeklärt werden.

Durch die letztlich empathische Vorgehensweise der Pflegekraft hat sich die anfänglich ablehnende Haltung der Patientin („Ich wollte doch gar nicht hier hin.") in eine positive Grundhaltung gekehrt („Ich glaube, es gefällt mir hier ganz gut...""). Frau Mosel wurde ernst genommen und es wurde auf sie eingegangen, so dass kleinschrittige Problemlösungen gefunden werden konnten und ihrer anfänglichen Desorientierung aktiv entgegengewirkt wurde.

Fallbeispiel 10 – Bitte nichts verrücken!

Die Bewohnerin eines Seniorenheimes sitzt in ihrem Rollstuhl und schaut fern. Sie hatte eine schwere Hirnblutung und infolgedessen nicht nur eine bleibende Halbseitenlähmung, sondern auch eine ausgeprägte Apraxie. Wenn es sich auch schon gebessert hat, so verwechselt sie doch immer wieder einzelne Gegenstände und weiß diese nicht ihrer originären Bestimmung gemäß zu gebrauchen. So kann es passieren, dass sie versucht, den Kugelschreiber als Löffel zu nutzen, um den Nachtisch zu sich zu nehmen. Das allein fällt ihr mit der linken Hand schon schwer genug, da sie Rechtshänderin ist. Denn durch die Folgen ihrer Erkrankung ist die rechte Körperhälfte komplett lahmgelegt. Nun muss sie also alles mit links machen. Sie schaut unverwandt auf den Kugelschreiber in ihrer Hand und legt ihn schließlich ab. Den kleinen, etwas abseits liegenden Löffel beachtet sie nicht, bemerkt ihn vielleicht nicht einmal. Auf jeden Fall liegt er, wenn auch in Reichweite, zu weit weg vom Kompottschälchen, um ihn damit in Zusammenhang zu bringen. Nun taucht sie immer wieder ihre Finger in den Pudding und leckt diese ab, bis alles alle ist. Früher wäre dies ein Unding gewesen für sie. Die Finger durften nie abgeleckt werden, stets wurde mit Messer und Gabel gegessen, auch die Schnitte zum Abendbrot. Aber das geht nun nicht mehr und sie weiß sich nicht anders zu behelfen. Es gibt Pflegekräfte, die sie als dement abstempeln, aber das ist sie gewiss nicht. Und wenn sie versucht, mit der TV-Fernbedienung zu telefonieren, so ist auch dies der Apraxie geschuldet und keiner Demenz. Inzwischen hat sie wieder gelernt, zwischen Fernbedienung und Telefon zu unterscheiden. Aber alles muss ganz exakt an seinem Platz stehen und liegen. Ist etwas „verrückt", kann es schnell passieren, dass sie wieder etwas verwechselt. Sie merkt das dann, kann es aber nicht korrigieren und steigert sich in Sekunden so in die „verrückte" Situation hinein, dass sie eine Panikattacke bekommt, die sogar in einem Krampfanfall gipfeln kann. Das Schlimme, was hinzukommt – sie kann sich nicht immer sprachlich mitteilen, vor allem, wenn sie aufgeregt ist. Man merkt genau, dass sie weiß, was sie sagen möchte, aber einfach die Worte nicht findet. Sie denkt sie nur, kann sie aber nicht artikulieren. Andererseits kann sie deutlich Briefe vorlesen, aber auch wiederum keinen Buchstaben schreiben.

Am schlimmsten ist es für sie, wenn irgendetwas im Zimmer nicht am gewohnten Fleck steht, sie dies bemerkt und niemand es wieder zurechtrückt. Da reicht es, dass die Rückenlehne vom Rollstuhl nur einen Zentimeter verrutscht ist und eine falsche Neigung aufweist. Da reicht es, wenn die TV-Fernbedienung nicht links vom Telefon liegt, parallel zu diesem ausgerichtet, die Tasten oben. Da reicht es, wenn das Brillenetui nicht ordentlich links neben dem Fernsehgerät liegt oder das kleine Deckchen darunter etwas verschoben ist. Wenn eine der vielen Topfpflanzen nach dem Gießen etwas verrückt ist und sie dies mitbekommt, kann das in einer Katastrophe enden. Sie versucht dann krampfhaft, sich mitzuteilen, schafft es aber oft nicht. In solchen Situationen kann man dann nur erraten, was sie durcheinanderbringt. Und wenn das nicht gelingt, kann es passieren, dass sie so „durch den Wind" ist, dass sie selbst Verwandte verwechselt, z.B. ihren Neffen für ihren Sohn hält und andersherum...

Ein schweres Schicksal, welches diese Frau getroffen hat. Um solche eskalierenden Extremsituationen zu vermeiden, wie beschrieben, ist hier das Mittel der Wahl, genau zu wissen, wo etwas zu liegen hat und dafür zu sorgen, dass diese Ordnung auch dauerhaft eingehalten wird.

Und wenn es für Sie als Pflegende und Betreuende tausend Mal keinen Sinn macht, legen Sie den Kalender direkt neben das Telefon, darauf das Buch, darauf den Brief und ganz oben den Kugelschreiber! – Das ist Orientierung für die arme Frau.

Und wenn es noch so sinnlos erscheint, merken Sie sich möglichst genau, wo die Blumenbank steht, damit Sie sie wieder exakt zurechtrücken können nach dem Lüften, wozu sie leicht verschoben werden muss! – Das ist Orientierung für die Bewohnerin.

Und wenn Sie auch nicht verstehen, warum die Vase für die vom Besuch mitgebrachten Blumen immer bis zum Rand mit Wasser gefüllt sein muss. – Das ist extrem wichtig für die Betroffene und gibt ihr Orientierung.

Legen Sie die Jacke der Bewohnerin nicht einfach über den Stuhl, da sind doch Bügel an der Garderobe! – Das gibt ihr Orientierung.

Legen Sie den Löffel nicht irgendwo neben das Kompottschälchen, sondern stecken Sie ihn hinein. – Das gibt ihr Orientierung.

Aus der Biografie weiß man, dass die Betroffene schon von jungen Jahren an, immer äußerst penibel, größten Wert auf Ordnung legte. Und das ist hier der biografische Schlüssel. Ohne diese exakte Ordnung kommt sie einfach durcheinander und kann sich nicht mehr sicher orientieren.

Der Bewohnerin z.B. den Umgang mit der Fernbedienung durch stetig sich wiederholendes Training wieder beizubringen oder einen Weg zu finden, dass sie ihre Verwandten klar unterscheiden kann, ist die eine Sache. Auf dem anderen Blatt steht, dass die einmal festgelegte Anordnung sämtlicher Gegenstände im Zimmer keine Veränderung erfahren sollte. Nur so kann erreicht werden, dass die Heimbewohnerin sich dauerhaft zurechtfindet.

Fallbeispiel 11 – Alles hat seinen Platz

Die hochdemente Frau Schubert schafft es nicht mehr, sich in ihrer 3-Raum-Wohnung, in der sie über 50 Jahre lebte, weiterhin selbst zu versorgen. Ihre Tochter wohnt weit weg und kann sich nicht um sie kümmern. Weitere Angehörige hat sie nicht. So wird ein Umzug in ein Seniorenhaus organisiert und, soweit es geht, wird das neue Zimmer liebevoll und genauso hergerichtet, wie es in ihrer Wohnung der Fall war. Besonders wichtig ist der Tochter dabei, für die drei Gemälde, die für ihre Mutter immer einen hohen ideellen Wert besaßen, auch wieder einen Ehrenplatz finden. Aber der Umzug verwirrt Frau Schubert nur noch mehr. Und so sitzt sie in ihrem alten Lieblingssessel in ihrem neuen Zuhause und schaut unverwandt auf die Kunstwerke, welche ihre Eltern, sie selbst und ihren schon lange verstorbenen Mann zeigen.

Die Pflegekräfte versuchen, mit ihr darüber ins Gespräch zu kommen. Aber sie wehrt ab und meint sogar, dass das gar nicht ihre Bilder wären. *„Und wer ist denn darauf zu sehen?"* fragt Schwester Yvonne ganz direkt. *„Na, das ist mein Mann, aber das sind nicht meine Bilder. Die muss mir jemand gestohlen haben."*

Schwester Yvonne belässt es dabei und telefoniert mit Frau Schuberts Tochter. Die kommt am Sonntag darauf zu Besuch und erlebt ihre Mutter ganz anders als bisher. Und Dreh- und Angelpunkt sind die Gemälde. *„Wie kannst du mir das antun, mir die Bilder wegzunehmen?" „Aber Mama! Da hängen sie doch." „Nein! Das sind doch nicht meine Bilder. Du weißt genau, wie wertvoll sie für mich waren. Hast du sie etwa wegge-*

worfen?" Und sie beginnt herzerweichend zu schluchzen. Die Tochter weiß sich nicht zu helfen und auch ihr kommen die Tränen. *„Schau doch, da bist du doch mit Papa zu sehen."* *„Ja, aber es ist doch nicht mein geliebtes Bild…"* Ratlos blickt die Tochter ins Gesicht des Altenpflegers, der gerade an der offenen Tür vorbeigehen wollte, aber kurz stehengeblieben ist und alles mit angehört hat. Er winkt sie zu sich heraus und bittet sie kurz ins Dienstzimmer. *„Ich habe eben mitbekommen, was Ihre Mutter denkt. Und wir haben ja auch mitbekommen, dass sich die Gedanken Ihrer Mutter fast ausschließlich um die drei Gemälde zu drehen scheinen. Können Sie mir denn genauer sagen, was es damit auf sich hat?"* *„Na ja, das sind Gemälde, die sie von ihrem Mann geschenkt bekommen hatte, der aber schon vor mehr als 40 Jahren verstorben ist. Es gibt dazu eine ganz besondere Geschichte. Er hatte sie auch selbst noch in der Wohnung angebracht und ist kurze Zeit später bei einem Unfall ums Leben gekommen. Sie ist dann dort wohnen geblieben und hat nichts in der Wohnung verändert. Und die Bilder, die sind meiner Mutter heilig. Daher verstehe ich gar nicht, dass sie sie nicht erkennt."*

Ein flüchtiges Lächeln, das über das Gesicht des Pflegers gleitet, irritiert die Angehörige kurz. Aber es folgt sofort eine andeutende Erklärung. *„Ich habe da viel-*

leicht eine Idee. Ich habe mal von einer ähnlichen Begebenheit gehört. Haben Sie die Wohnung denn schon aufgelöst?" Frau Schuberts Tochter schaut ihn verwundert an und zögerlich kommt heraus *„Nein, sie muss noch renoviert werden. Aber für morgen ist der Maler bestellt." „Wissen Sie denn noch genau, wo die Bilder dort hingen?" „Ja, natürlich." „Wenn Sie nichts dagegen haben, dürfte ich mir die Wohnung mit Ihnen zusammen anschauen, ich hätte jetzt Feierabend und es ist ja gleich um die Ecke."* Ganz versteht die Tochter noch nicht, aber sie willigt trotzdem gerne ein. Der Pfleger nimmt sich noch einen Zollstock mit und beide machen sich auf den Weg. In der Wohnung angekommen, zeigt die Tochter ihm genau, wo welches Gemälde hing und er fragt noch, was direkt darunter stand. Er nimmt genau Maß und macht sich eine kleine Skizze dazu. *„So, leider ist morgen erst der Hausmeister wieder im Dienst, aber ich werde mich umgehend bei Ihnen melden."* Natürlich hat er der Tochter vorher genau erklärt, was er vorhat...

Und was ist das? Natürlich. Seine Intuition hat ihn nicht getäuscht. Die Bilder im Seniorenhaus hingen 1. nicht in der gleichen Reihenfolge wie in der Wohnung, 2. nicht in der gleichen Höhe und Ausrichtung wie gewohnt und 3. nicht über dem Fernseher wie bisher, sondern waren über dem Bett angebracht worden. So exakt wie hier hatte der Altenpfleger noch nie etwas vermessen. Und er weist am nächsten Tag den Hausmeister genau an, wo die drei Haken in die Wand kommen müssen. Dann hängt er im Beisein von Frau Schubert die Bilder um. Ein strahlendes Gesicht, der Pulsschlag von Frau Schubert steigt sicher auf schneller als hundert und vor Aufregung weiß sie gar nicht recht, was sie sagen soll. Aber dann platzt sie plötzlich heraus „Ich muss meine Tochter anrufen. Ich muss ihr sofort erzählen, dass die Bilder von Papa wieder da sind." Der Altenpfleger hilft ihr beim Wählen der richtigen Nummer und lässt sie mit ihrer Tochter am Telefon und den Bildern ihres Mannes an der Wand, allein in ihrem neuen Zuhause, das ab jetzt wirklich ein Zuhause für sie ist.

Fallbeispiel 12 – Bitte sagen Sie doch Bescheid!

„Bitte, Herr Schrader, stehen Sie doch nicht immer ohne unsere Hilfe auf." Wieder ist der Senior gestürzt, weil er morgens eigenständig versucht hat, zur Toilette zu gehen. Das geht nun schon fast eine ganze Woche so, seit seinem Einzug ins Pflegeheim. In seiner Wohnung war ihm das nie passiert. Jeden Morgen, und manchmal auch nachts, kann darauf gewartet

werden, dass er vor seinem Bett gefunden wird. Im Laufe des Tages jedoch sind dann keine weiteren Unsicherheiten zu beobachten. Bei nächtlichen Kontrollgängen schläft er noch und im nächsten Moment hört man das unverkennbare Geräusch eines stürzenden Körpers...

Und diesmal hat er sich wirklich verletzt, so dass er für drei Tage ins Krankenhaus muss. Natürlich wird in dem Überleitungsbogen aus dem Pflegeheim ausdrücklich darauf hingewiesen, dass Herr Schrader aufgrund seiner fortgeschrittenen Demenz nicht in der Lage ist, den Schwesternruf zu betätigen und dass er immer wieder stürzt, wenn er eigenständig aus dem Bett aufsteht. Im Krankenhaus wird er genau beobachtet, aber es kann keine Gangunsicherheit oder Sturzgefährdung festgestellt werden. Herr Schrader bewegt sich, auch beim Aufstehen, völlig selbstständig und sicher. Und so kann er nach der notwendigen Therapie wieder zurück in sein Pflegeheim...

Der nächste Morgen naht und da ist er wieder – der morgendliche Sturz. Diesmal zum Glück eher nur ein Heruntergleiten. Aber die Problematik besteht nach wie vor.

Das Pflegepersonal setzt sich zu einer Fallbesprechung zusammen. *„Hat irgendjemand vielleicht eine Idee?"*

fragt die Bezugspflegefachkraft in die Runde. *„Vielleicht."* meldet sich Pfleger Martin, der gerade den ersten Tag nach seinem dreiwöchigen Jahresurlaub wieder da ist und Herrn Schrader noch nicht kennt. Er lässt sich genau die Geschehnisse berichten. *„Ich geh mal telefonieren. Ihr könnt ja schon mal mit was anderem weitermachen."* Fragende Blicke ringsum. *„Ich erklär's euch gleich."*

Nach gut fünfzehn Minuten ist er wieder da und alle schauen ihn gespannt an. *„Ganz sicher bin ich mir natürlich nicht, aber wir sollten mal probieren, sein Bett andersherum hinzustellen." „Ah, du meinst, er steht mit dem falschen Bein zuerst auf?" „Genau, das ist mein Verdacht. Ich habe mir eben angeschaut, wie sein Bett steht. Dann habe ich im Krankenhaus angerufen und auch mit dem Sohn habe ich telefoniert und ihn gefragt, wie in der Wohnung seines Vaters das Bett stand. Im Krankenhaus und in seiner Wohnung ist er mit dem rechten Bein zuerst aufgestanden, bei uns muss er nach links raus. Und er war über 60 Jahre in der gleichen Wohnung und hat nach Kenntnis des Sohnes niemals irgendwo Urlaub gemacht, also auch niemals irgendwo anders geschlafen."*

Das Pflegeteam entschließt sich, den Versuch zu starten und das Bett umzustellen.

Und was ist das Resultat des Experiments? – Es gibt fortan keine Stürze mehr.

Aber man muss erst einmal auf solch eine Idee kommen. Und was war der Schlüssel? – Wieder einmal die Biografiearbeit.

Gerade bei demenziell Erkrankten ist es äußerst wichtig, den neuen Wohnraum so weit wie möglich dem alten Zuhause anzugleichen. Umso größer ist die Chance, dass sich eine Desorientierung gar nicht erst zeigt oder die Intensität viel geringer ausfällt, als ohne diese prophylaktischen Maßnahmen, welche Orientierung und Sicherheit vermitteln.

Fallbeispiel 13 – Ein Hauch Lavendel

Sie kramt und kramt. Jeden Tag können die Pflegekräfte fast den gesamten Kleiderschrank von Frau Dester wieder einsortieren. Die 77-jährige, noch ganz rüstige, Bewohnerin eines Seniorenhauses lässt sich eigentlich leicht führen. Wenn da nicht dieses „Wäscheproblem" wäre. Solange Frau Dester direkt betreut wird, sei es bei den Gruppenrunden, bei Spaziergängen oder auch zu den Mahlzeiten, ist alles in bester Ordnung. Ist sie allerdings sich selbst überlassen, in ihrem Zimmer, so ist unweigerlich der Kleiderschrank das Ziel ihrer Aktivitäten. Und wenn sie die Kleidung ausräumt, brummelt sie vor sich her: *„Alles schmutzig, alles schmutzig, so kann das doch nicht in den Schrank."* Altenpflegerin Martina bekommt das mit und erklärt ihr, dass die gesamte Wäsche frisch gewaschen wurde. Jetzt nimmt Frau Dester einen strengen Gesichtsausdruck an. Das kann sie gut als ehemalige Lehrerin. *„Das glaube ich Ihnen nicht. Hier, riechen Sie doch mal dran."* Altenpflegerin Martina tut ihr den Gefallen. *„Na das riecht doch nicht nach getragener Kleidung." „Aber auch nicht frisch gewaschen. Und hier wissen es ja sowieso alle besser."* Bevor nun eine der berühmt-berüchtigten Schimpftiraden losgeht, entgegnet die Altenpflegerin jetzt lieber gar nichts, um die Bewohnerin nicht noch mehr aufzuregen. Sie hakt Frau Dester unter den Arm und bringt sie in den Tagesraum. Und sie verspricht ihr, alle Wäsche noch einmal waschen zu lassen und hält ihr Wort. Aber das Drama nimmt kein Ende. Die Altenpflegerin fragt schließlich noch einmal genau bei der Enkeltochter nach, ob sie irgendetwas weiß über den Drang ihrer Großmutter nach frisch gewaschener Wäsche. Und eine kleine Bemerkung lässt sie dann aufhorchen. Frau Dester war schon immer sehr reinlich. Und ihre Wäsche hat sie lieber einmal öfter gewechselt, als einmal zu wenig, so dass die

Waschmaschine fast täglich lief. In ihren Kleider-
schränken hatte sie immer Lavendelseifenstücke zu
liegen. Das kannte sie schon so aus ihrer Kindheit.
Schwester Martina bedankt sich bei der Enkeltochter
und bittet sie, doch einige Stücke Lavendelseife zu besorgen und diese bei ihrem nächsten Besuch mitzu-
bringen...

*Und? – Jawohl. Altenpflegerin Martina lag richtig mit
ihren Gedanken. Nachdem der Kleiderschrank mit der
Seife bestückt war, trat einem ein fast erdrückender
Lavendelduft entgegen, wenn man die Schranktüren
öffnete. – Für Frau Dester ein untrügliches Zeichen,
dass die Wäsche nicht in die Maschine musste, sondern frisch gewaschen war. Sie hatte nun weder den
Drang, Wäsche aus dem Schrank zu räumen, noch
darüber zu schimpfen, dass die Pflegekräfte alles besser wissen. Die mit diesem speziellen Duft verbundene
Reinlichkeit war so tief eingebrannt, dass sie keine anderen Argumente zuließ. Wie gut, dass der Enkeltochter dieser Umstand bekannt war, wenn sie ihm zunächst auch nicht solch eine immense Bedeutung bei-
gemessen hatte.*

*An dieser Stelle sei bemerkt, dass es beispielsweise
auch durchaus vorkommen kann, dass, bei entspre-
chender Biografie, ein angebranntes Essen besser*

schmeckt, als ein nach gültigen Normen gegartes und damit ein Gefühl von Heimat, Geborgenheit und Orientierung geben kann. Und sicher lassen sich diese Beispiele noch erweitern.

Fallbeispiel 14 – Gott sei Dank

Da gibt es eine Heimbewohnerin, die keine Verwandtschaft hat und unter Betreuung steht. Der gerichtlich eingesetzte Betreuer nimmt seine Aufgaben aus der Ferne wahr und kann zu den bisherigen Lebensumständen keine Aussagen tätigen. Und die ältere Dame selbst? – Sie kann aufgrund eines Schlaganfalls leider nicht mehr reden und zeigt zudem Symptome einer starken Demenz. Nun sitzt sie vor ihrem Essen und stochert darin herum. Nur mit großer Mühe ist sie dazu zu bewegen, einige Happen zu sich zu nehmen. Mit dem Trinken geht es etwas einfacher. Seltsamerweise, wenn sie mittwochs und sonntags von ihrer Freundin (und gleichzeitig ehemaligen Nachbarin) Besuch bekommt, hat sie ihren Teller eins-fix-drei leer. Aber das geschieht immer hinter verschlossenen Türen, in ihrem Zimmer. Wenn sie jedoch zu den Mahlzeiten in den Speisesaal geholt wird, nimmt das vor ihr stehende Essen kaum ab, manchmal gar nicht, da verweigert sie regelrecht die Nahrungsaufnahme. Die Pflegekräfte haben schon den Verdacht, dass die Besucherin sich an dem Essen gütlich tut. Und so überlegen sie, wie sie das sicher ausschließen können, ohne sie mit ihrem Verdacht zu beleidigen. Am nächsten Sonntag, kurz nachdem die Besucherin wieder das Mittagessen ins Zimmer ihrer Freundin geholt hat, bitten sie sie ins Dienstzimmer. Gerne kommt diese der Aufforderung nach. Die Pflegekraft hat sich mit einem Blick auf den Teller versichert, dass erst wenig fehlt. Im Dienstzimmer wird die Besucherin befragt, ob sie denn wisse, ob ihre Freundin schon immer eine schlechte Esserin war. *„Aber nein, wie kommen Sie denn da drauf?" „Na ja, wir erleben es täglich, dass sie kaum etwas zu sich nimmt, außer, wenn Sie da sind."* Erstaunt schaut die Besucherin in das fragende Gesicht der Pflegerin. *„Das kann ich mir auch nicht erklären." „Na, dann lassen Sie uns nach ihr schauen. Mal sehen, ob sie nur in Ihrer Gegenwart so gut isst oder auch schon, wenn Sie ihr nur das Essen bringen."* Gespannt öffnen die beiden die Tür. Der Teller steht blankgeputzt vor der Bewohnerin. Die Besucherin bleibt noch bis zum Kaffee da und ihre Freundin genießt auch das Stück Sonntagstorte bis zum letzten Krümel. Derweil zerbrechen sich die Pflegekräfte den Kopf, woran es liegen mag, dass der Appetit mit der Besucherin kommt und auch mit ihr wieder geht. *„Vielleicht ist es ein riesengroßer Zu-*

fall und es gibt, immer wenn der Besuch da ist, eine Lieblingsspeise." Aber eine Recherche ergibt, dass es daran wahrscheinlich nicht liegen kann. Denn es gab mittwochs und sonntags schon Fisch, Fleisch, Milchreis, Eintopf, Hefeklöße – ein breites Spektrum. Es muss also eine andere Erklärung geben. *„Vielleicht sollten wir ihr einfach immer das Essen auf's Zimmer bringen?"* Das halten alle Anwesenden für eine gute Idee. – Gesagt, getan. Und? – Der Teller ist kein bisschen leerer, als direkt nach dem Servieren. Das ist es also auch nicht. Jetzt versucht es mal eine Betreuungskraft, das Essen im Zimmer zu servieren und sich mit dazu zu setzen. Aber auch das zeitigt keinen Erfolg. Zum Glück kommt am Mittwoch ja wieder die Freundin der Bewohnerin zur Mittagszeit. Und diesmal ist die Bezugspflegefachkraft „zufällig" im Zimmer, als die Besucherin mit dem Mittag hereinkommt. *„Guten Tag, die Dame."* *„Guten Tag, Schwester. Hallo Hilde, schau mal, was es heute Leckeres gibt. Lass uns danken."* Beide falten ihre Hände und schließen die Augen. *„Unser Vater im Himmel, habe Dank für das gute und reichliche Essen und segne es. Amen."* Die Pflegerin traut ihren Augen nicht. – Die Bewohnerin nimmt das Besteck und genießt sichtlich jeden Bissen – bis alles restlos aufgegessen ist. *„Hat's dir geschmeckt?"* Eigentlich erübrigt sich die Frage, aber die Bewohnerin nickt. Der Pflegerin steht immer noch der Mund offen und sie bittet die Besucherin noch einmal, mit ins Dienstzimmer zu kommen.

Es stellt sich heraus, dass beide streng gläubig sind. Jedoch, dass ihre Hilde ganz auf das Essen verzichtet, nur weil – nicht ihrem lebenslang gewohnten Ritual folgend – vorher kein Gebet gesprochen wurde, hätte auch die Freundin nicht vermutet. Aber eigentlich konnte es nichts anderes sein. Die Beobachtung war zu eindeutig. Nun hatte die Pflegerin nie in ihrem Leben Berührungspunkte mit Glauben oder Religion. Aber die Freundin der Bewohnerin nimmt ihr alle Berührungsängste: *„Wissen Sie, es ist einfach, zu beten. Sagen Sie einfach >>Danke für das Essen. Amen.<<."* Die Pflegerin sieht sie etwas ungläubig an. *„Das muss ich mir aufschreiben."* Die Besucherin lächelt...

Und wie geht die Geschichte aus? Wer immer auch der Bewohnerin eine Mahlzeit bringt, spricht ein kurzes Dankgebet. Und kein Teller geht so in die Küche zurück, wie er gebracht wurde. Wie einfach es hier doch war, der Bewohnerin wieder Orientierung zu geben. Denn nichts anderes als Desorientierung war es, was sie dazu veranlasst hatte, nicht mit der Nahrungsaufnahme zu beginnen, bevor ein Gebet gesprochen wurde. Durch das Gebet fühlte sich die Bewohnerin wieder geborgen, sicher, zu Hause. Durch ihr fehlendes Sprachvermögen war sie selbst nicht mehr in der Lage, ein Gebet zu sprechen. Sie hätte es wohl in Gedanken sprechen können. Aber entweder konnte sie das nicht (mehr) oder sie wollte einfach ein laut gesprochenes Gebet, weil sie es so gewohnt war und alles andere kam nicht in Frage. Auf jeden Fall war das Gebet die Orientierungshilfe, die sie benötigte, um mit dem Speisen zu beginnen.

....

Eine ähnliche Begebenheit von einer dementen älteren Dame in einem Seniorenheim gibt es zu berichten, welche sich jeden Abend bereitwillig ins Bett bringen lässt, aber dann immer wieder unruhig umherwandert. – Bis sich endlich jemand erbarmt und das Gute Nacht-Gebet spricht. (Auch dieses Ritual wurde erst nach eingehender Biografiearbeit herausgefunden.) Und auch das Gute Nacht-Gebet konnte ganz einfach sein: „Hab' Dank, Gott, für den vergangenen Tag und schenke eine ruhige Nacht. Amen." – Und schon schläft sie selig ein und durch bis zum nächsten Morgen. „Gott sei Dank!" (Die biografischen Hintergründe müssen hier wohl nicht weiter erläutert werden.)

Fallbeispiel 15 – bis unendlich

- Da gibt es zwei ehemalige Kollegen: einen Mathematiklehrer und einen Deutschlehrer. Beide können aufgrund ihrer fortschreitenden Demenz nicht mehr in der häuslichen Umgebung gepflegt werden. So kommen sie in ein Seniorenheim, wo sie liebevoll umsorgt werden. Aus der Biografie ist bekannt, dass beide immer gern Rätsel gelöst haben. Und die Betreuungskräfte haben auch genau das Richtige gefunden: Nach dem Frühstück gibt es Sudokus aller Schwierigkeitsgrade für den Mathematiklehrer und unterschiedlich schwere Kreuzworträtsel für den Deutschlehrer. Andersherum würden beide völlig desorientiert sein, so aber können sie eine gefühlte Ewigkeit an ihren Rätseln arbeiten und manchmal den Pflege- und Betreuungskräften sogar noch etwas vormachen dabei.

- Da gibt es zwei Herren, die sich in einem Seniorenheim ein Zimmer teilen. Der eine irrt jede Nacht umher, wenn er abends noch einen Film sieht und findet nicht allein wieder auf sein Zimmer. Der andere kommt nicht in den Schlaf ohne einen Spätfilm und will auch früh um 03:00 Uhr immer wieder den Fernseher einschalten, wenn er seinen Spätfilm noch nicht gesehen hat. Und was gibt die Biografie her? Natürlich, beide hatten einen völlig unterschiedlichen Lebensstil. Hier gibt's nur eins: Die beiden können sich keinesfalls ein Zimmer teilen.

- Ein Heimbewohner findet in einem Seniorenhaus, welches über drei Etagen geht, nicht wieder in sein Zimmer im 2. OG. Häufig wird er aber im Erdgeschoss aus dem Zimmer von Frau Müller geholt, die es gar nicht lustig findet, dass sie immer wieder unangemeldeten Herrenbesuch bekommt, der einfach ihr Zimmer betritt und dann auch noch von innen die Tür verriegelt. Kann eine biografiebasierte Ursache für sein Verhalten gefunden werden? – Natürlich. Er war sein Leben lang nicht umgezogen und hatte immer in der Wohnung „gleich unten links" gewohnt. Das war nicht mehr aus ihm herauszubekommen. Und die Lösung? In diesem Fall war sie so einfach wie genial. – Wohnungstausch! Frau Müller freut sich über einen Umzug ins 2. OG, von wo aus sie einen herrlichen Ausblick genießen kann und der umtriebige Herr ist im Erdgeschoss, „gleich unten links", zu Hause angekommen.

- In einem Seniorenhaus mit vier Geschossen, welche alle baulich gleich ausgestattet sind, gibt es immer wieder Bewohner, die in den Fahrstuhl steigen und sich in einem falschen Wohnbereich wiederfinden. Verwirrt steigen sie wieder in den Lift und fahren so lange auf und ab, bis sie zufällig ihr Zimmer finden.

Meist handelt es sich um demente Bewohner, die mit den Etagen-Zahlen im Fahrstuhl nichts anfangen können. Nach einer eindeutigen farbigen Umgestaltung (die vier Etagen sind nun blau, grün, rot und gelb gehalten) gibt es weitaus weniger „Irrläufer" als bis dato. Und durch gezieltes Fahrstuhl-Fahrtraining mit Drücken des richtigen Knopfes, der nun auch farblich abgesetzt ist, zeigt sich ein immer größerer Erfolg.

- Viele an Demenz Erkrankte finden sich in einer neuen Umgebung nur äußerst schwer zurecht. Selbstständig in einem Seniorenheim, in einer völlig neuen Umgebung, das eigene Zimmer zu finden, stellt sich oft als ungeheuer schwierig dar. Hier kann man eventuell Abhilfe schaffen durch den groß geschriebenen Namen des Bewohners an seiner Tür, durch ein ihm bekanntes Bild oder eine große Hausnummer an seiner Zimmertür, die der bisherigen Hausnummer entspricht, wo er die letzten Jahre wohnte. Wichtig dabei ist letztlich immer der biografiebezogene Wiedererkennungswert.

- Gezieltes (Nicht-)Fernsehen zur Desorientierungsprophylaxe ist ein Mittel der Wahl, um ungewollte Irritationen zu vermeiden. So ist von einem Herrn in einem Seniorenheim zu berichten, der sich nach einer TV-Sendung, welche über Kriegsgeschehen informierte, hinter seinem Bett und Sessel verbarrikadierte und

Geräusche von MG-Salven von sich gab, als eine Pflegekraft das Zimmer betrat. Er ließ sich nur sehr schwer wieder in die Realität zurückholen. Und was sagt seine Biografie dazu? – Natürlich, er hatte schwere Kriegserlebnisse hinter sich. Achtung also! - Gezieltes Fernsehen, gezieltes Radiohören, gezielte Presseschau – sofern man dazu die Möglichkeit hat und biografische Hintergründe kennt.

- Sprache, Kultur und Religion spielen eine große Rolle im Leben eines Menschen. Und das umso mehr, wenn eine demenzielle Erkrankung mit im Spiel ist. So half es einer gebürtigen Serbin ausgezeichnet, ihr immer eine „Gute Nacht" in ihrer Muttersprache zu wünschen. Ein freundlich-zugewandtes „laku noć" und die Nachtruhe war der Bewohnerin gesichert.

- Mit Musik kann man Desorientierte oft „abholen". Solange sie diese hören und oft auch mitsingen, scheinen sie sich offensichtlich wohlzufühlen und alle Orientierungsprobleme zu vergessen. Und häufig wirkt dieser Effekt nicht nur bis zum Verklingen des letzten Tons, sondern weit darüber hinaus, nach.

- Ganz wichtig: Jedem Betroffenen ist eine Tagesstruktur zu geben. Ob dies im stationären Pflegebereich beispielsweise durch immer wiederkehrende Interventionen (möglichst immer zur gleichen Zeit) geschieht oder im häuslichen Bereich beispielsweise durch einen

Anruf, der immer abends um 20 Uhr erfolgt, um ans Schlafengehen zu erinnern – Hauptsache, es zeigt sich eine Kontinuität, die möglichst keine einzige Unterbrechung erfährt. Dazu gehört z.B. das Aufstehen und Zubettgehen, die Einnahme der Mahlzeiten, Pflege, Therapien, etc. immer gleichen Zeit.

- Weiterhin wichtig: Geben Sie dem Betroffenen eine Wochenstruktur. Da kann beispielsweise immer freitags gebadet werden (das hat er schon immer so gemacht). Samstags gibt es immer heißen Kakao zum Abendbrot (das liebt er), das berühmte Sonntagsei an eben diesem Tag zum Frühstück, montags immer den „Spiegel" zum Lesen (weil er ihn eben jahrelang immer montags gelesen hat, wenn der „Spiegel" momentan auch schon am Samstag erscheint), dienstags immer der Besuch vom Enkel (weil das schon immer der „Enkeltag" war) und für Mittwoch und Donnerstag findet sich auch noch etwas (biografiebezogenes). Dadurch bekommt der Betroffene Halt und irrt nicht durch die Woche, sondern kann mehr oder weniger klar erkennen, wo er sich gerade befindet im Lauf der Woche.

- Erkunden Sie Orientierung gebende Rituale und lassen diese bewusst zu! Wenn es schon immer eine Kuckucksuhr gab, sollte diese nie durch eine andere ersetzt werden. Wenn schon immer eine bestimmte

Morgenzeitung gelesen wurde, sollte dies fortgeführt werden, selbst, wenn nur noch die Bilder angesehen werden. Wenn jemand immer erst gegen 10 Uhr aufgestanden und gegen 23 Uhr ins Bett gegangen ist, sollte der Tag nicht auf 08 Uhr bis 19 Uhr „umgestellt" werden. Und wenn jemand daran gewöhnt ist, durch einen Wecker, der ein „Kikeriki" von sich gibt, geweckt zu werden, belassen Sie es dabei! Rituale und Traditionen sind absolut wichtige Helfer bei der Desorientierungsprophylaxe!

- Hat eine Frau nie geheiratet? Warum nicht? Stellen Sie sich diese Frage ganz bewusst! Wegen eines schrecklichen Erlebnisses mit einem Mann? Lassen Sie sie nie von männlichem Pflegepersonal versorgen! Schneller, als gedacht, kann es zu einer situativen Desorientierung mit allen möglichen negativen Folgen kommen.

- Jemand war sein ganzes Leben lang mehr oder weniger ein „Eremit", so ein richtiger Einsiedler, der keine sozialen Kontakte gepflegt und sich schon immer isoliert hat? Wahrscheinlich wird er in einer Gruppe maßlos überfordert sein. Wägen Sie gründlich ab und stoppen Sie umgehend, wenn Sie merken, dass die Orientierung unter der einen oder anderen Maßnahme zusehends leidet.

- Mögliche Hilfsmittel zur Desorientierungsprophylaxe für Blinde könnten sein: Blindenstock, Blindenhund, sprechende Uhren, etc.; und bitte, stellen Sie im Umfeld des Betroffenen immer wieder alles an die gleiche Stelle!

- Ganz einfache Hilfsmittel zur Desorientierungsprophylaxe für Gehörlose: Defizitausgleich durch optische Hilfsmittel, z.B. blinkende Klingel, vibrierendes Handy, Korrespondieren durch Schriftverkehr (SMS, E-Mails), etc.

- Hat ein älterer Herr sich sein Leben lang einen Bart stehen lassen, rasieren Sie ihn nicht ab! – Er erkennt sich unter Umständen selbst nicht mehr und ist völlig irritiert, wenn er in den Spiegel schaut.

....

Erschöpfend sind die genannten Fallbeispiele bei Weitem nicht. Aber sie sollten ausreichen, um genügend Denkanstöße zu vermitteln. Überlegen Sie selbst, was aus der Biografie eines Betroffenen Sie heranziehen können, um ihm Unterstützung geben zu können und ihm damit ein orientierteres Leben zu ermöglichen.

Auf den Punkt gebracht

Entlehnt aus den Fallbeispielen, hier eine Zusammen-fassung *möglicher (fallabhängiger!)* prophylaktischer Maßnahmen, die über diejenigen eines Realitäts-Orientierungs-Trainings weit hinausgehen...

→ Beratungen (soziales Umfeld, z.B. Angehörige)
→ Sicherung einer biografiebasierten Tages- und Wochenstruktur
→ für ausreichende Flüssigkeitszufuhr sorgen
→ Rituale am Leben erhalten oder auch (wieder) aktiv einführen
→ Reizüberflutung verhindern
→ Düfte einsetzen (Aromaprophylaxe)
→ Lieblingsmusik/-speisen
→ gewohnte Wohn(ungs)strukturen beibehalten (z.B. Ausstieg aus dem Bett zur gleichen Seite)
→ keine Änderung der Anordnung von Mobiliar
→ Demente u.U. bewusst „in ihrer Welt" belassen
→ angemessene, biografiebasierte, Beschäftigun-gen anregen, welche beruhigen
→ Sprache, kulturellen Hintergrund und Religion unbedingt beachten
→ Sicherheit vermitteln
→ integrieren
→ loben

→ Ängste und Sorgen ernst nehmen

→ gezielte Gesprächsführung

→ für stets individuell angepasste Hilfsmittel sorgen (z.B. Brille in korrekter Stärke)

→ Einrichtung des Umfeldes des Betroffenen nach seinem Wunsch

→ aufregende, den Desorientierten verwirrende, Themen aktiv vermeiden

→ keine Multi-Tasking-Leistungen verlangen

→ Zeit geben zur Orientierung

→ Kontaktpflege zu bekannten Personen (Familie, Freunde) fördern und unterstützen

→ nicht überfordern

→ eskalierende Situationen vermeiden

→ Spezialhilfsmittel einsetzen (z.B. sprechende Uhren)

→ bekannte negative Einflüsse verhindern

→ immer wieder Hilfestellung anbieten, nicht aufgeben

→ gezielte Informationsgabe oder Informationsverhinderung gegenüber einem Betroffenen

→ gezieltes Gedächtnistraining und Motivation dazu im Sinne der BIG-Methode

→ etc.

Erweitern Sie diese Liste aus Ihren eigenen Erfahrungen heraus!

Der Wermutstropfen und doch Hoffnung

Die ganze Reihe von Fallbeispielen sind mehr oder weniger Positivbeispiele. Teilweise aber wurde (sehr) lange gebraucht, um die adäquate Prophylaxe für den Betroffenen zu finden.

Wenn man sich bewusst (in praxi) mit dem Thema auseinandersetzt und versucht, mögliche Prophylaxen in die Tat umzusetzen und anzuwenden, wird man viele *Rückschläge* erleben *und Misserfolge*.

Einerseits könnte das mit einem Informationsdefizit oder unzureichenden Recherchen (*mangelhafte Biografiearbeit*) zu tun haben, mit unzureichender Umsetzung geplanter Prophylaxen (*mangelhafte Intervention*) oder mit unzureichendem Gedächtnistraining (*zu geringer Umfang oder zu wenig Kontinuität des Gedächtnistrainings*).

Andererseits kann ein Misserfolg aber auch einfach und schlichtweg im fortschreitenden Krankheitsbild eines Betroffenen liegen, bzw. dem schon erreichten Stadium der Desorientierung.

Deshalb sollte man die Ziele auch immer so wählen, dass weder der Betroffene, noch der Betreuer enttäuscht wird und Rückschläge erfährt.

Auf keinen Fall sollte man aber das Handtuch werfen und zu früh mit Intervention und Gedächtnistraining aufhören, sondern eher noch mal einen forschenden Blick in die Biografie werfen, ob sich nicht doch noch ein Anhalt ergibt, wo man nachhaken könnte.

Also! – **Nie den Mut verlieren und BIG weitermachen!**

An dieser Stelle sei noch einmal unterstrichen, dass es stets auf das erzielte Resultat für *den Betroffenen* ankommt, nämlich eine Verbesserung *seiner Orientierungsfähigkeit* in *„seiner Welt"*.

Es ist völlig irrelevant, ob der Geburtsort und das aktuelle Datum mit Nennung des Wochentages heruntergebetet werden können, ob der Betroffene noch weiß, was es gestern zu Mittag gab oder was es morgen geben wird...

Wichtig ist letztlich, dass der Betroffene, egal, ob blind, gehörlos oder dement, sich zumindest in „seiner Welt", besser natürlich in der tatsächlichen Realität, zurechtfindet und wohlfühlt!

Reißen Sie ihn aus *„seiner Welt"* nie heraus, wenn Sie merken, dass er dadurch leidet!

Seien Sie ihm (zumindest in *„seiner Welt"*) Orientierung und handeln Sie adäquat!

www.ingramcontent.com/pod-product-compliance
Lightning Source LLC
Chambersburg PA
CBHW051735170526
45167CB00002B/945